Sobre o suplício da guilhotina

FUNDAÇÃO EDITORA DA UNESP

Presidente do Conselho Curador
Mário Sérgio Vasconcelos

Diretor-Presidente / Publisher
Jézio Hernani Bomfim Gutierre

Superintendente Administrativo e Financeiro
William de Souza Agostinho

Conselho Editorial Acadêmico
Divino José da Silva
Luís Antônio Francisco de Souza
Marcelo dos Santos Pereira
Patricia Porchat Pereira da Silva Knudsen
Paulo Celso Moura
Ricardo D'Elia Matheus
Sandra Aparecida Ferreira
Tatiana Noronha de Souza
Trajano Sardenberg
Valéria dos Santos Guimarães

Editores-Adjuntos
Anderson Nobara
Leandro Rodrigues

Coleção
PEQUENOS FRASCOS

CABANIS

SOBRE O SUPLÍCIO DA GUILHOTINA

Organização e apresentação
Bruno Rates

Tradução
Pedro Paulo Pimenta

editora
unesp

© 2023 Editora Unesp

Direitos de publicação reservados à:
Fundação Editora da Unesp (FEU)
Praça da Sé, 108
01001-900 – São Paulo – SP
Tel.: (0xx11) 3242-7171
Fax: (0xx11) 3242-7172
www.editoraunesp.com.br
www.livrariaunesp.com.br
atendimento.editora@unesp.br

Dados Internacionais de Catalogação na Publicação (CIP)
de acordo com ISBD
Elaborado por Odilio Hilario Moreira Junior – CRB-8/9949

C113s

Cabanis, Pierre-Jean-Georges
  Sobre o suplício da guilhotina / Pierre-Jean-Georges Cabanis; organizado por Bruno Rates; traduzido por Pedro Paulo Pimenta. – São Paulo: Editora Unesp, 2023.

  ISBN: 978-65-5711-197-0

  1. Filosofia.   2. Pena de morte.   3. Guilhotina. I. Rates, Bruno. II. Pimenta, Pedro Paulo.   III. Título.

2023-1408   CDD 100
                                                             CDU 1

Índice para catálogo sistemático:
1. Filosofia 100
2. Filosofia 1

Editora afiliada:

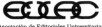
Asociación de Editoriales Universitarias
de América Latina y el Caribe

Associação Brasileira de
Editoras Universitárias

Sumário

7 . Apresentação
Bruno Rates

Sobre o suplício da guilhotina

25 . Nota sobre o suplício da guilhotina
55 . Do grau de certeza da medicina (introdução)
65 . História fisiológica das sensações
85 . [O cérebro e a secreção do pensamento]
93 . Influência das doenças na formação das ideias e das afecções morais
127 . A vida animal
153 . [O eu e suas sensações]
171 . Do sono e do delírio
183 . Origem dos textos

Apresentação
Bruno Rates[1]

No Brumário do ano IV do calendário revolucionário francês (novembro de 1795 no calendário gregoriano), o jovem médico Pierre-Jean-Georges Cabanis, que contava então com 38 anos, publicava um texto no *Magasin Encyclopédie ou Journal des sciences, des lettres et des arts*. Ecoando o amplo interesse intelectual de seu fundador, Aubin-Louis Millin, esse periódico operava como um veículo de divulgação

---

1 Bruno Rates é pesquisador USP/Fapesp, processo n.2020/15114-5 e n.2022/06544-1.

de diversos saberes, da história natural à crítica literária, passando pela química, a física e a filosofia. Intensas transformações políticas que se seguiram da Revolução assolavam a França de então, e o título do texto de Cabanis já anuncia o contexto em que foi escrito e a densidade da questão: "Note sur l'opinion de MM. Oelsner et Sömmering, et du citoyen Sue, touchant le supplice de la guillotine".[2] Desde o 9 do Termidor e a queda de Robespierre, instalara-se uma discussão – não só na França, mas em toda a Europa – acerca da pertinência do uso da guilhotina. A intervenção de Cabanis pode ser considerada, a justo título, como a sua estreia na arena filosófica europeia, que a essa altura

---

2 A edição mais recente é o volume *Note sur le supplice de la guillotine*. Périgueux: Fanlac, 2002, com uma apresentação de Yannick Beaubatie. O texto reproduz o da edição de Lehec e Cazeneuve, *Oeuvres philosophiques de Cabanis*. 2 v. Paris: PUF, 1956, adotado na presente tradução.

se tornara indissociável de tudo o que dissesse respeito à Revolução.

O *Magasin Encyclopédie* abrigou um bom número de textos que se declaravam contrários à utilização desse método de execução, com destaque para uma série de cartas, publicadas no outono de 1795, entre Konrad Oelsner, jornalista prussiano baseado na França e observador da Revolução, e Samuel Thomas von Sömmering, médico anatomista alemão de prestígio, correspondente de Kant e Goethe, amigo de Blumenbach, lido por Schelling, e autor do influente tratado *Sobre o órgão da alma* (*Über das Organ der Seele*). O texto de Cabanis surge como uma resposta a essas críticas. Mas quais as motivações por trás das ressalvas de Oelsner e Sömmering?

É importante notar que, desde o início, a discussão se põe no terreno da fisiologia, e não da moral, pois, com algumas exceções, entende-se à época que esta última depende, em alguma medida, da primeira. O principal argumento de Oelsner e Sömmering é que a convulsão do corpo após a decapitação, bem como a torsão dos músculos da face e o revirar dos olhos da cabeça decapitada, indicavam claramente que os condenados continuavam a sentir extrema dor. Para demonstrá-lo, é evocada a célebre execução de Charlotte Corday, condenada pelo assassinato de Marat. Segundo testemunhas presentes na ocasião, a face de Corday, já decapitada, teria "ruborizado de indignação ou pudor, no momento em que o carrasco, ao mostrar sua cabeça ao público, a esbofeteia". Essa reação da morta se explica. É que, tanto para Oelsner como para Sömmering, o cérebro é a sede do sentimento e da sensibilidade, e permaneceria ativo enquanto houvesse circulação (como seria o caso da cabeça cortada, imediatamente após a execução). Esse princípio comprovaria a existência contínua de dor, mesmo após a separação da cabeça e do tronco. "Segundo essa maneira de ver", escreverá Cabanis, "a alma existe, e sofre, tão somente na cabeça."

Pondo de lado, desde o início, a questão da existência da alma, Cabanis elenca algumas críticas à hipótese de Oelsner e Sömmering, todas elas com base em argumentos médicos: 1. A hemorragia violenta que se segue à decapitação interrompe a circulação e priva o cérebro do sangue necessário para manter a sua função, que é a formação do pensamento; 2. A circulação dos humores e a transformação que eles sofrem no órgão cerebral dependem do "movimento alternado dos pulmões", que cessa no instante em que a respiração é suprimida com a decapitação; 3. A influência do estômago, do diafragma e de muitas vísceras do baixo-ventre sobre a percepção das sensações e a produção do pensamento (feitas pelo órgão cerebral), que não pode ocorrer no corpo decapitado.

Para reforçar sua posição, Cabanis menciona o "experimento da pipa", conhecido como um dos primeiros episódios acerca da descoberta do fenômeno da eletricidade, em que seu amigo, o diplomata norte-americano Benjamim Franklin, decide, num dia de intensa tempestade e trovoada, amarrar uma chave a uma pipa, formando com isso uma espécie de para-raios. Um forte relâmpago atinge a nuca de Franklin, que tomba inconsciente. Uma vez acordado, ele não se lembra de nada, e declara não ter sentido e não sentir nenhuma dor. As "descargas de eletricidade" em Franklin – tal como o golpe da guilhotina sofrido por Corday – atingem a "medula alongada, centro de reunião de quase todos os grandes nervos", e provam, segundo Cabanis, que esta "não é a sede do princípio vital, *que não tem uma sede particular exclusiva*", mas é o ponto para o qual convergem "a maioria das sensações vivas".

Cabanis julga as considerações do médico e professor de anatomia Jean-Joseph Sue mais coerentes quando comparadas àquelas de seus pares do além-Reno. Em seus textos, também publicados em 1795 no mesmo *Magasin Encyclopédie*, Sue evoca a execução de Corday como exemplo emblemático, embora sua posição, igualmente contrária ao emprego da guilhotina, seja motivada por razões distintas daquelas defendidas por Oelsner e Sömmering. Para Sue, "se os movimentos regulares provam a sensação, e os movimentos convulsivos, a dor", é improvável que a sensibilidade seja exclusivamente um atributo do cérebro, pois "a sensação e a dor devem necessariamente se encontrar em todas as partes que palpitam no corpo desmembrado". A sensibilidade dissemina-se por todo o corpo, mesmo quando não há comunicação entre as porções mutiladas e os principais centros nervosos.

Evocando a diferença postulada por Albrecht von Haller em 1752, na Academia de Ciências de Göttingen, entre irritabilidade (limitada aos feixes musculares e, portanto, relativa ao movimento) e sensibilidade (incidente às fibras nervosas e concernente à dor), Cabanis afirma, distanciando-se de Haller, que Sue "leva a irritabilidade à sensibilidade". A persistência dos movimentos observada no caso de Corday e outros (Sue discute a sensibilidade de amputados, de oficiais feridos em situações de combate e guerra etc.) decorre do fato de que o corpo não depende exclusivamente do cérebro para sentir. Para Sue, as vítimas da guilhotina são acometidas por dor tanto na cabeça quanto no resto do corpo. As raízes dessa tese podem ser encontradas, segundo o próprio Cabanis, no químico alemão Stahl e nos médicos da escola de Edimburgo (Whytt, Cullen), que prolongam as suas teorias.[3]

Mas o reconhecimento da solidez da argumentação de Sue não faz com que Cabanis a endosse. Fiel às "leis da economia animal", nosso autor sustenta que o fundamental é a relação

---

3 François Duchesneau, *La Physiologie des Lumières*. 2.ed. Paris: Garnier Classiques, 2013.

entre os centros nervosos principais e o resto do corpo. Para que haja sensibilidade – e, por conseguinte, dor – é preciso que a rede do sistema nervoso (cérebro, medula alongada ou tronco cerebral, cerebelo e medula espinhal) seja preservada. Uma vez rompida essa "economia", não importa se por decapitação, amputação, paralisia ou choque, a dor desaparece, já que, nas palavras do próprio Cabanis, o "eu do indivíduo", tributário dessa "harmonia", agora perdida, é suprimido juntamente com a sensação que o marcava a fundo e o definia. Cabanis se distancia das teorias de Sue e Stahl, que preservam um lugar para a alma na fisiologia, direcionando-se, assim, ao materialismo, matizado pelos ensinamentos da escola médica de Montpellier (Bordeu, Barthez).[4]

---

[4] Roselyne Rey, *Naissance et développement du vitalisme en France de la deuxième moitié du 18ᵉ siècle à la fin du Premier Empire*. Oxford: Voltaire Foundation, 2000.

Para Cabanis, se a atividade do cérebro é tributária dos principais órgãos, estes estão, por sua vez, subordinados ao cérebro, que transforma as impressões em "consciência", em "sensações conscientes", e, em casos-limite, as traduz em dor. "A vida está por toda parte", e "o *eu* só existe na vida em geral" (no corpo como totalidade sensitiva). Um rápido passar de olhos pelas imagens das decapitações feitas durante a Revolução não deixa de confirmar intuitivamente as teses de Cabanis, ao menos de um ponto de vista iconográfico. As cabeças erguidas pelas mãos dos carrascos parecem totalmente desprovidas de expressão, representando corpos mortos, inanimados – desprovidos de "eu" e de "alma", porque carentes de sensação.[5] Fala-se

---

5 Daniel Arasse, "Le théatre de la guillotine", in: *L'expérience du régard au siècle des Lumières*. Paris: Éditions du Régard, 2017; e Eliane Robert de Moraes, "O peso da cabeça", in: *O corpo impossível. A decomposição da figura humana de Lautréamont a Bataille*. São Paulo: Iluminuras, 2012.

muito no "vitalismo" de Cabanis, mas esse termo não designa um princípio positivo, como em Schelling;[6] refere-se, sim, ao efeito constante e regular, reiterado na experiência, do conjunto das operações dos corpos organizados.

O materialismo fisiológico de Cabanis, esboçado na nota *Sobre o suplício da guilhotina*, começa a adquirir contornos mais nítidos a partir de 1798, com o opúsculo "Do grau de certeza da medicina" e chega à sua versão definitiva com as doze memórias que compõem *Das relações entre o moral e o físico no homem*, cuja primeira edição data de 1802.[7] Cabanis se tornará célebre como um dos representantes da chamada "Ideologia", ao lado de Destutt de Tracy, autor do *Elementos de ideologia* (1804).

---

6 Schelling, *Ideias para uma filosofia da natureza*. Tradução de Carlos Morujão. Lisboa: Imprensa Nacional-Casa da Moeda, 2001.

7 Incluímos neste volume extratos desses textos mais diretamente ligados às questões mencionadas no *Suplício*.

O termo tem uma acepção precisa, diferente da aplicação feita a partir do marxismo.[8] Para os "ideólogos" – o apelido lhes foi dado por Bonaparte, que os detestava – a filosofia, como ciência dos princípios de todo conhecimento, resume-se à análise das ideias, à sua decomposição e recomposição, a partir da sensação, origem de tudo o que um animal sensível como o homem pensa ou poderia pensar. Eleva-se daí a uma gramática e a uma lógica, que estão na base de todas as ciências positivas – organizadas à maneira de línguas metodizadas.[9]

A separação entre o centro nervoso e o resto do corpo, ou o desmantelamento da unidade orgânica, tal como ocorre nas grotescas execuções da Paris revolucionária, não deixa de ser

---

[8] Quanto a esse ponto, ver Georges Canguilhem, "Qu'est-ce qu'une idéologie scientifique?", in: *Idéologie et rationalité dans l'histoire des sciences de la vie*. Paris: Vrin, 1977.

[9] A melhor apresentação de conjunto da Ideologia é oferecida por Laurent Clauzade, *L'Idéologie ou la révolution de l'analyse*. Paris: Gallimard, 1998.

uma forma brutal de análise, que, ilustrando a passagem abrupta da vida à morte, permite ao filósofo elucidar as condições físicas e fisiológicas que sustentam a primeira. Mas essa execução ritualizada lembra, também, a que ponto o indivíduo humano pertence a um *habitat* natural – a sociedade – cuja forma excelente – a república – exige dele deveres e obrigações, e pode até, em condições extraordinárias, cobrar-lhe o seu próprio corpo. Cabanis não era um advogado do terror; ao contrário, apoiou ativamente o golpe do Termidor, a fundação da Escola Politécnica, da Escola Normal e do Instituto e o regime do Diretório que pôs fim à Convenção. Para ele, falar sobre o terrível espetáculo da guilhotina é refletir sobre os limites da república, que se põem, justamente, na manutenção da fisiologia dos grupos de indivíduos que a formam.[10] Não surpreende, por

---

10 Para os desdobramentos institucionais da Ideologia, ver François Azouvi, *L'institution de la raison*. Paris: Vrin, 1989.

isso, que o filósofo tenha defendido a reforma da medicina, que, em seu entender, deveria ser redirecionada dos indivíduos para as populações. Ruptura radical com o saber médico do século XVIII, que exige que se repense a natureza das doenças – toda patologia, tomada estaticamente, afeta populações –, que se refaçam os ambientes hospitalares, que se cuide dos mendicantes e, principalmente, que se invista na formação dos clínicos e cirurgiões, a partir de uma concepção filosófica da arte médica.[11]

Muitos cometem o erro de ver em Cabanis um filósofo menor, confundindo, assim, os cânones do ensino da filosofia, determinados politicamente, e a envergadura histórica dos autores (e das autoras). Subestima-se, com isso, o impacto de suas ideias no idealismo de Schopenhauer, na genealogia de Nietzsche e

---

11 Uma excelente introdução ao pensamento de Cabanis vem de Claude Jolly, *Cabanis, l'idéologie physiologique*. Paris: Vrin, 2021.

na psicanálise freudiana; no espiritualismo de Maine de Biran e no vitalismo de Bergson; na epistemologia de Canguilhem e na genealogia de Foucault. Mas não esqueçamos a importância de suas ideias para uma nova tradição política republicana, ora dita "liberal", ora "radical" – que Cabanis inflete na direção de uma reflexão sobre os princípios da administração pública e do bem-estar das populações. Daí, inclusive, a afirmação com que fecha o texto do *Suplício da guilhotina*, declarando-se contra a pena de morte, que, em sua opinião, nunca impediu crime algum, e constitui um atentado contra todos os dotes que a espécie recebeu da natureza.

Sobre o suplício da guilhotina

Nota sobre o suplício da guilhotina

Desde que o 10 do Termidor nos restituiu a liberdade de expressão e de imprensa, todos aqueles que trazem no coração algum sentimento de humanidade se elevaram com veemência contra os assassinatos jurídicos com que a tirania decenviral recobriu a França. Nos últimos tempos, alguns escritores tentaram voltar a indignação pública contra o próprio gênero do suplício, que eles consideram demasiadamente doloroso, e, a partir desse ponto de vista, reivindicaram a sua supressão.

De minha parte, também a reivindico, ainda que por outros motivos. Penso, na verdade, que poderíamos substituir esse suplício por outro gênero de morte, enquanto as legislações modernas não encontrem outros meios para deter o crime. Reúno minha voz aos clamores dos srs. Oelsner e Sömmering e do cidadão Sue, e louvo o sentimento que parece tê-los orientado. Mas, reconheço francamente, não posso compartilhar da opinião que o fundamenta, e, como nenhum dos *maîtres* de nossas escolas elevou a voz para combatê-lo, pareceu-me que deveria oferecer aqui algumas observações apropriadas a desfazer a confusão em torno desse ponto. Se me pareceu que deveria fazê-lo, é porque estou fortemente convencido de que a verdade é única coisa útil que existe, e, como os bons sentimentos sempre encontram sólido respaldo junto a ela, jamais devem se apoiar sobre quimeras; lembrando que cabe à moral, tanto quanto à ciência, repelir severamente todos os erros. Mas, acima de tudo, se me parece que devo me manifestar a esse respeito, é porque não passa de um ato completamente insensível, o de aterrorizar a imaginação daqueles que perderam seus entes queridos nesses horríveis cadafalsos.

Para provar que as cabeças, quando separadas de seus troncos pela guilhotina, são capazes de sentir dores agudas, os srs. Oelsner e Sömmering citam os movimentos convulsivos dos músculos masseter e crotafites, cortados a fundo pela lâmina, e os dos músculos da face, em particular os que movem os olhos e tantas vezes lhes dão um aspecto medonho. Esses autores relatam alguns fatos análogos, encontrados em livros de fisiologia, e concluem que essas cabeças, nas quais, segundo eles, a alma se concentra por inteiro, não têm como produzir suas afeições fora de si, e exprimem, em suas feições, as angústias e os vivos sofrimentos que experimentam dentro de si. Condição cruel, cuja verdadeira duração se deixa medir antes pela intensidade da violência que pelo período de tempo. Dentre os fatos que julgam favoráveis a essa conclusão, citam, principalmente, o caso de Charlotte Corday, que, supostamente, teria enrubescido, por indignação ou pudor, quando o carrasco a insultou com uma indolência atroz erguendo sua cabeça ensanguentada diante do povo. Viram nesse enrubescer um movimento moral, que só poderia acontecer de maneira plena e consciente (*avec connaissance*).

A opinião do cidadão Sue é praticamente a mesma, ele cita os mesmos fatos, ou fatos similares, e repete, de maneira convincente, a história de Charlotte Corday. Mas, contrariamente aos autores alemães, defende que existe sofrimento também no tronco e não somente na cabeça, e que um homem cortado em pedaços sente dor em ambos.

Para confirmar essa proposição, o cidadão Sue acredita que é preciso descartar a ideia de um centro comum ou *sensorium commune* e oferece como prova monstros acéfalos ou que não tinham medula espinhal, mas que, mesmo assim, viveram por algum tempo. Está convencido, ainda, de que sua hipótese é sustentada pelos relatos de dores em membros amputados, e não tem dificuldade para encontrar muitos exemplos disso, seja nos livros dos médicos, seja em suas próprias observações. Por fim, ele levanta numerosas questões de fisiologia, a respeito das quais parece adotar opiniões oriundas das doutrinas de Stahl, opiniões essas que, embora tenham algum fundamento, nunca foram adotadas de maneira tão estrita pelos discípulos do próprio Stahl, tampouco pelos célebres professores de Edimburgo ou de Montpellier, que também as acataram. A própria maneira como o cidadão Sue as propõe mostra que seu espírito ativo se deleita com suas fontes e suas próprias reflexões. Mas, se tivesse meditado sobre elas com mais profundidade, analisando as doutrinas desses autores com a atenção que elas merecem, sem dúvida teria se aproximado mais da verdade do que os dóceis copistas de Haller. O fato é que tanto essa doutrina como a outra, que retoma a dos gregos e afirma que haveria no homem três almas, *animal, moral* e *inteligente*, não dizem respeito ao assunto em questão, e podem ser discutidas em outro lugar, em uma simples nota.

Retornemos, assim, às supostas dores causadas pelo suplício da guilhotina.

Observo aos srs. Oelsner e Sömmering que eles poderiam ter citado um grande número de fatos muito mais conclusivos em respaldo a suas opiniões. As que eles relatam a partir de Haller são extraídas da *Historia vitae et mortis* [história da vida e da morte] de Bacon, que apenas indica, à sua maneira, um novo ponto de vista, digno de toda consideração, sobre a economia animal. Galeno chamara a atenção para a história dos avestruzes cujas cabeças eram cortadas pelo imperador Cômodo no circo com uma flecha com uma foice na ponta e que, mesmo assim, continuavam a correr até o fim da pista. Informações similares a essas foram coletadas por autores posteriores a Galeno, como Bacon, Perrault, Charas, Caldesi e Boerhaave.[1] Perrault cortou a cabeça de uma víbora e viu que seu corpo continuava a deslizar pelas pedras entre as quais costumava se esconder. No laboratório de Charas, a cabeça de uma víbora continuava a dar perigosas mordidas dias após ter sido amputada do corpo. Por fim, Boerhaave repetiu com um galo o experimento dos avestruzes, cortando sua cabeça no momento em que o animal se dirigia aos grãos que lhe eram oferecidos a vinte passos de distância; o élan do tronco só desapareceu

---

1 Fontana realizou numerosas pesquisas interessantes sobre as afecções peculiares às diferentes partes isoladas do resto do corpo por amputação ou privadas do princípio vital comum pela morte.

quando o galo alcançou o lugar em que os grãos se encontravam.

Sem buscar alhures pelos exemplos de um fenômeno fisiológico tão generalizado, não vemos nos açougues e nas cozinhas as carnes palpitando muito depois da morte de jovens animais, em particular de animais de sangue frio? Os *carrés* e os lombos de vitela palpitam por horas a fio. As enguias e as lampreias estripadas e decapitadas continuam se mexendo por alguns dias.

É evidente que, se os srs. Oelsner e Sömmering não insistiram nesse fato, é porque, de seu ponto de vista, a alma só existe e sofre na cabeça. Contudo, se é verdade que movimentos regulares provam a existência de *sensação* e movimentos convulsivos, a existência de *dor*, segue-se que a sensação e a dor têm de se encontrar, necessariamente, em todas as partes do corpo palpitante fragmentado. Quanto a isso, o cidadão Sue me parece mais coerente.

No entanto, um pouco de reflexão sobre as leis da economia animal há de mostrar que o princípio que ele adota é falso. Os movimentos de uma parte não pressupõem nenhuma sensação, assim como a faculdade de produzir esses movimentos não pressupõe a faculdade de sentir.[2] Em certas doenças paralíticas, as forças motrizes permanecem intactas, embora as forças sensitivas tenham sido abolidas; isso significa que um órgão pode estar insensível, e, no entanto, mover-se. Casos como esse se oferecem aos médicos todos os dias. Eu mesmo vi um homem que caminhava perfeitamente, movia com facilidade todas as articulações das pernas, dos pés e das falanges dos dedos, mas, quando tinha a carne penetrada por longos alfinetes, não sentia nenhuma dor. Nas doenças convulsivas,

---

2 Refiro-me às sensações relativas ao *eu* do indivíduo, as únicas de que nos ocupamos; mas elas só existem na medida em que o eu é alertado por impressões recebidas pelos órgãos.

ao contrário, mesmo naquelas em que não existe a menor lesão da sensibilidade, muitas vezes um membro ou o corpo inteiro experimenta a mais violenta agitação sem que o doente tenha a menor sensação do que se passa; ou, se sente dores, resultam da própria violência dos movimentos ou dos golpes que ele realiza, que são, nessa medida, a causa, porém não o efeito e o signo das dores. Essas doenças não raro privam a pessoa de toda consciência; e, nesses casos, as convulsões são mais terríveis. Em tais situações, podemos beliscar, picar, chacoalhar, cauterizar o doente, que, entretanto, não dará sinal de sensibilidade. Quando retorna a si, não se lembra de nada do que se passou durante seu acesso, quando a consciência do *eu* foi inteiramente suspensa; e, para religar os fios de suas sensações e de sua própria existência, ele se refere ao momento da perda de consciência. Por fim, em experiências anatômicas realizadas em animais vivos, se suspendermos a correspondência entre uma das partes e o todo, realizando cortes ou ligaduras nos nervos que se distribuem entre elas, o animal deixará de ter o mínimo sentimento do que se passa. Pode-se torturá-lo de mil maneiras sem que ele receba qualquer impressão, embora essa parte muitas vezes permaneça capaz de executar muitos movimentos, alguns dos quais parecem, inclusive, se referir a hábitos de vida regulares. Em poucas palavras, é irrecusável, por mais que não adotemos de maneira estrita a doutrina de Haller sobre a sensibilidade e a irritabilidade, que ele realmente comprovou que, em certas circunstâncias, os órgãos dos animais podem entrar em vivas agitações, por mais que o indivíduo não tenha nenhuma consciência das causas que as determinam; assim como, por outro lado, o movimento muscular pode ser de fato suspendido, embora o indivíduo receba as mais dolorosas e mais fortes impressões. Diferentes doenças nervosas fornecem a prova das duas asserções.

O sr. Sömmering parece dar bastante importância à maneira como a decapitação é feita para determinar a dor que dela resulta. Os instrumentos que cortam a cabeça com incisões diretas devem causar menos dor, os que a golpeiam devem causar mais, e, segundo ele, a guilhotina está entre estes últimos. Mas, numa ação imediata como um relâmpago, essa diferença é nula. Além disso, por mais que a imperícia e a atrocidade dos carrascos tenham agravado os suplícios de alguns infelizes condenados, exigindo que a operação fosse refeita muitas vezes, esse sofrimento adicional dificilmente poderia ser atribuído à guilhotina. Quando a Assembleia Constituinte adotou para a pena de morte o instrumento chamado *guilhotina*, que lhe foi proposto por um de seus membros, verdadeiro filantropo e médico esclarecido,[3]

---

3 Joseph-Ignace Guillotin (1738-1814), deputado da Assembleia que propôs a adoção da guilhotina como método de execução.

o departamento de Paris mandou construir um modelo, a cargo de um operário dos mais hábeis. De início, a lâmina fora talhada em foice, mas, a partir de ideias do célebre cirurgião Louis,[4] deu-se a ela uma disposição oblíqua, a fim de que ela cortasse ao cair, à maneira de uma serra, algo que, como todos sabem, torna a seção mais fácil e mais imediata. O departamento ordenou à administração dos hospitais, da qual eu então era membro, que o novo instrumento fosse experimentado em alguns cadáveres. Esse ensaio foi realizado em Bicêtre. O peso da própria lâmina por si só era suficiente, sem o carneiro de 30 libras amarrado a ele, para cortar as cabeças num piscar de olhos, e os cortes realizados nos ossos eram retos.

Portanto, o sr. Sömmering se engana quanto ao sofrimento que atribui à natureza das

---

4 Antoine Louis (1723-1792), cirurgião real, desenhou o protótipo da máquina em questão, que por algum tempo foi conhecida como "louisette".

diferentes espécies de seção, e engana-se igualmente ao supor que a guilhotina não corta, mas golpeia.

Quanto à anedota sobre Charlotte Corday, declaro abertamente que não acredito nela. Sei muito bem como é fácil enxergar maravilhas em tempos de agitação e infelicidade. Quando as luzes públicas já não permitem que se vejam milagres, busca-se na natureza por fenômenos novos. Não assisti à execução de Charlotte Corday e a nenhuma outra; meus olhos não poderiam suportar um espetáculo como esse. Mas conheço muitas pessoas que acompanharam, da velha prisão ao cadafalso, a charrete que conduzia essa dama tão interessante, malgrado os medonhos males que causou ou dos quais foi ao menos o estopim. Testemunharam, ainda, a admirável tranquilidade que ela mostrou durante todo o trajeto e a majestade em sua hora final. Um de meus amigos médicos não a perdeu de vista por um instante sequer. Disse-me que sua serenidade grave e simples permaneceu inabalável, que ela empalideceu levemente aos pés do cadafalso, e que seu belo rosto não demorou a reluzir ainda mais que de costume. Mas não viu nada como o suposto enrubescimento que teria recoberto suas bochechas após a decapitação. É um observador penetrante, particularmente atento a essa ocasião. As outras pessoas com quem conversei tampouco viram algo similar.

Não entrarei aqui nas grandes discussões acerca do suposto fato enquanto tal. Seria fácil mostrar que, em fisiologia, não poderia haver ideia mais ridícula. Creio que isso ficará claro a partir do que tenho a dizer sobre a opinião do cidadão Sue.

A maioria de suas considerações é destinada a provar que a sensibilidade pode existir num órgão independentemente de toda comunicação com os grandes centros nervosos; que ela está disseminada e se exerce por toda parte; que o mais ínfimo movimento vital pressupõe a sua presença na parte do corpo em que é executado; e, por conseguinte, que a causa da dor pode atuar com força sobre os membros separados do corpo e sobre os retalhos separados dos membros, desde que conservem a faculdade de se mover. Vemos assim, eu repito, que o cidadão Sue remete a irritabilidade à sensibilidade, como, de resto, o fazem tantos outros homens de gênio. Mas essa ideia, que não cabe aqui examinar e reformular em termos precisos, não diz respeito à questão. Pois não se trata de saber se quando uma perna é amputada e cauterizada existe nela uma dor, se, quando irritamos uma pata separada do corpo da rã, existe dor nessa pata,[5] mas, isto sim, se o homem a quem

---

5 As descobertas realizadas ao microscópio ensinam que a vida está por toda parte, e, portanto, que o prazer e a dor estão por toda parte. Pode ser que existam, na própria organização das fibras, incontáveis causas de vidas particulares, cuja correspondência e harmonia com o sistema geral,

a perna pertencia ou a rã que foi privada de sua pata tem o sentimento e a consciência dessa dor. Ora, é certo que não. Nenhum doente sente as irritações a que submetemos o seu braço amputado, nenhum animal submetido em vida às curiosas observações da anatomia dá sinais de sensibilidade quando cortamos as partes que não mais lhe pertencem como um todo. A partir do momento em que cessam as comunicações com o centro nervoso, não importa se por amputação, por paralisia ou pela ligadura dos nervos, as mudanças a que sejam porventura suscetíveis se tornam estranhas ao sistema e o indivíduo deixa de ser advertido em relação a elas.

O cidadão Sue pode tomar à vontade o testemunho da dor que os doentes imaginam experimentar numa mão ou num pé que

---

por meio dos nervos, constitui o *eu*. Disso não resulta, porém, nada do que presume o cidadão Sue, pois o *eu* só existe na vida geral, e a sensibilidade das fibras, uma vez isoladas, deixa de corresponder a ele.

tenham perdido, mas não poderia crer a sério que ela reside nesses órgãos. Trinta anos após a amputação, quando não resta mais nenhum vestígio de carnes, nervos ou tendões, talvez sequer de ossos, pode haver resíduos de tais dores. O cidadão Sue não ignora que está provado, por meio de experimentos diretos, que a sede dessas dores está em um dos centros nervosos; tampouco ignora que alguns pacientes referem à parte em que o corte foi realizado irritações feitas na extensão do nervo que lhe dava vida, e, principalmente, à nova extremidade deste; ele sabe, por fim, que as próprias simpatias nervosas exigem a livre comunicação das diferentes partes do sistema entre si. Robert Whytt provou de maneira incontestável que elas acontecem por intermédio do cérebro, da medula espinhal, ou de outros pontos de encontro de nervos. Eu também vi, como cidadão Sue, paralíticos se esforçarem intensamente para se servir de suas pernas ou mãos imóveis; vi outros que afirmavam sentir vivas dores; mas não extraí dessas observações as mesmas conclusões que ele: cheguei, na verdade, a conclusões contrárias. Observei que muitas vezes essas partes, tão dolorosas no dizer dos doentes, eram insensíveis a toda irritação direta, e que os esforços para movê-las produziam um sentimento de fadiga e angústia estranho aos músculos que deviam executar os movimentos, mas que o doente referia ao diafragma, ao cérebro, a diferentes pontos da medula espinhal.

Isso parece subverter os princípios teóricos dos srs. Oelsner e Sömmering, e os do cidadão Sue, atingindo em cheio as consequências que deduziram deles. Detenho-me nos fatos.

Os antigos já sabiam que, para matar a golpe, como um raio, o mais furioso animal, bastava penetrar sua carne com o estilete, entre a segunda e a terceira vértebras do pescoço. Esse experimento foi repetido com êxito em touros, mulas, cavalos adestrados ou selvagens. O animal tomba imóvel e não dá sinal de vida.

As pessoas que sofrem ferimentos ou contusões na medula espinhal têm paralisadas de imediato todas as partes situadas abaixo da lesão; além da faculdade de se mover, essas partes perdem também a de sentir, e os doentes não experimentam mais nenhuma dor. Quando a lesão é muito próxima ao pescoço, a morte logo se segue, pois então muitos órgãos vitais passam a sofrer a influência dos nervos de maneira apenas parcial. É que nesses casos as dores partem dos pontos situados logo acima do local danificado ou são animadas por nervos que partem da parte superior da medula espinhal, ou seja, do cérebro.

Um simples choque contra o cerebelo ou a medula espinhal alongada, um golpe violento no occipício ou nas vértebras cervicais é o suficiente para levar à morte. Se o golpe não for além de suprimir momentaneamente a consciência, o doente retorna a si e não se lembra de nada: não o sentiu.[6]

Isso pode ser verificado por todos os médicos, todos os dias, e foi experimentado pelo célebre Franklin, quando sofreu o choque de uma descarga elétrica cujos efeitos ele ainda não conhecia bem. Caiu por terra como um peso morto; e, quando recobrou os sentidos, tiveram

---

6 Para sentir, a atenção é tão necessária quanto o tempo. Feridas sofridas numa batalha ou durante uma agitação forte só causam dor quando formam casca. Foi observado que um soldado ferido não apenas não sente dor no momento em que é atingido como aguenta quase sem sofrimento as mais dolorosas operações; e que os oficiais, absorvidos pelas tarefas que lhes incumbem, e movidos pela obrigação da vitória, mostram uma constância ou insensibilidade ainda maior. Eu mesmo, quando era criança, caí do cavalo e fraturei as cabeças de três ossos do cotovelo esquerdo, com sequelas que permanecem até hoje. A contusão e o ferimento foram profundos, mas de início nada senti, a dor veio apenas quinze minutos depois, como se o pensamento a tivesse convocado. Montaigne não sentiu dor quando levou um tombo; foi preciso mais de 24 horas para que a febre e a dor se manifestassem. A natureza precisa desse intervalo para restaurar o equilíbrio.

de lhe contar o que ocorrera. O dr. Ingenhouse viveu a mesma aventura e recebeu as mesmas impressões: nada sentiu.

Quanto a isso, observo que os violentos golpes elétricos são experimentados na nuca, ou melhor, na moela alongada, centro de reunião de todos os nervos, o que prova que ela é, se não a sede do princípio vital, que não tem uma sede particular exclusiva, ao menos o ponto de encontro da maioria das sensações vivas. Além disso, a prática nos ensina que mesmo as lesões mais fracas, seja dessa parte, seja da medula cervical tão próxima a ela, são sempre mortais e não ocorrem sem dor.

Nada direi sobre a violenta hemorragia que se segue à decapitação e que priva o cérebro do sangue necessário para sustentar a função que lhe é própria, a formação do pensamento. Tampouco me deterei na demonstração de que, no estado natural, o cérebro experimenta, graças ao movimento alternado dos pulmões, oscilações alternadas correspondentes, das quais dependem em grande parte tanto a circulação dos humores quanto a transformação destes últimos no órgão cerebral. Essas oscilações são necessárias à manutenção da energia do cérebro, e cessam no momento em que cessa a respiração. Por fim, não levarei em consideração a influência do estômago, do diafragma ou tampouco das muitas vísceras do baixo-ventre sobre a percepção das sensações e a produção do pensamento, que não poderiam ocorrer sem a sua participação.

Cada uma dessas circunstâncias é por si mesma suficiente para produzir uma verdadeira síncope, ou perda de consciência [*connaissance*].

As observações precedentes respondem ao sr. Sömmering e ao cidadão Sue. Segue-se delas que um homem guilhotinado não sofre nem nos membros nem na cabeça; que sua morte é rápida como o golpe que o atinge; e, por fim, que, se observamos nos músculos dos braços, das pernas e do rosto certos movimentos regulares ou convulsivos, eles não provam a existência de dor nem de sensibilidade, pois dependem apenas de um resquício de faculdade vital, que a morte do indivíduo e a destruição do *eu* não aniquilam de imediato nesses músculos e em seus nervos.

Contudo, meu amor pela verdade não me permite dissimular que, nessa matéria, nossas certezas são de analogia e de razão, e não de experiência. Pois não se trata aqui de uma experiência inteiramente direta. Entre a decapitação e o enforcamento, a asfixia e o emprego de certas plantas intoxicantes, existe uma diferença que eu não pretendo negar, e que recomenda como gênero de morte, em ambas as alternativas, o último termo. Muitas pessoas que foram envenenadas com narcóticos,[7] asfixiadas

---

7 Alexandre, médico de Edimburgo, realizou a respeito experimentos interessantíssimos sobre si mesmo.

ou enforcadas, voltaram à vida, e sabemos, por seus relatos unânimes, que não sentiram nenhuma dor. Alguns afirmam mesmo ter experimentado sensações agradáveis. É evidente que nenhum homem decapitado poderia nos dar conta do que sentiu. Mas os fatos aqui relatados se aproximam tanto dos que gostaríamos de conhecer que há motivos para crer que esse homem não poderia ter sentido a mínima dor, e as razões alegadas para defender o contrário são completamente inverossímeis.

Dito isso, eu voto, de coração aberto, pela abolição do suplício da guilhotina. Mas meus motivos são mais concretos. Se é que a pena de morte tem de ser mantida, que se torne mais imponente o seu aparato. A morte de um homem ordenada em nome do interesse público é, sem dúvida, o mais grandioso ato do poder social. Seria desejável que o próprio aparato tornasse o suplício mais raro, e mais difícil, sem, de resto, habituar o povo à aparência do sangue.

O guilhotinamento de um homem é coisa de um minuto. Num instante, a cabeça desaparece de vista, e o corpo permanece fixado a um painel. Os espectadores nada veem; para eles, não existe tragédia; não há tempo de se emocionar. Tudo o que veem é o sangue a correr. Se extraem disso alguma lição, é apenas de que devem se endurecer, para contemplá-la com menos repugnância, embriagados pelas mais furiosas paixões. As instituições deveriam cuidadosamente cultivar em todos os atos públicos o mais precioso sentimento do coração humano, que lhe permite compartilhar das angústias e da destruição de seus semelhantes.

Além disso, esse fatal instrumento continua a evocar tempos terríveis, dos quais gostaríamos de apagar todos os vestígios. A República, que é, de todos os governos, o mais humano, pois tem por fundamento o devido respeito à dignidade do homem e não é acompanhado dos terrores de que os déspotas se cercam, que é objeto sagrado de todos os nossos votos e de todas as nossas esperanças, e que deve suprimir, juntamente com os signos da realeza, os de uma tirania ainda mais sombria e mais selvagem do que essa última, mas, felizmente, por sua própria natureza, mais vacilante e mais precária, e que parecia ter feito da guilhotina um estandarte.

Uma circunstância cujo relato permite caracterizar com ainda mais força a atrocidade de tantos massacres infelizmente contribuiu para a indiferença com que o povo passou a contemplá-los. Refiro-me à coragem tranquila com que os condenados marcham para a morte. Os gritos agudos, as súplicas, os soluços de Mademoiselle Du Barry tocaram profundamente os que a acompanharam pelas ruas; e, na praça da Revolução, quase todos tinham lágrimas nos olhos. Mas, aos homens de coração, cabe não se rebaixar a esse desespero vil, para com ele oferecer entranhas ao povo. A virtude não chega a esse ponto.

Nada direi a propósito do que o cidadão Sue pensa sobre a natureza, a origem e a finalidade do princípio vital. Não tenho absolutamente nenhuma ideia a esse respeito, e não me parece que, passados 4 mil anos, os maiores gênios tenham proposto alguma que possa se sustentar diante do exame da razão. Não acredito nesse princípio, tampouco o nego: recuso-me a examiná-lo. Pois o fato é que a natureza não nos forneceu os meios para realizar esse exame. Ignoro absolutamente tudo a esse respeito. Mas o faço, e o reconheço, como homem que não tem muito apreço pelas conjecturas e menos ainda pelas asserções ou negações taxativas, em matérias a respeito das quais não podemos aplicar os verdadeiros instrumentos de nosso conhecimento.

Encerro esta nota por aqui. Terei realizado meu principal objetivo se ela puder oferecer algum consolo às pessoas que tiveram o coração perturbado pela imaginação dos derradeiros momentos de seus próximos e de seus amigos assassinados. Se os fisiologistas de que discordo vierem a propor um gênero de morte tão suave quanto a guilhotina, porém mais imponente que ela, e mais apto a impressionar os espectadores, conservando, ao mesmo tempo, o respeito que se deve ao condenado como homem, louvarei seus esforços, por mais que, quanto ao resto, os considere equivocados. Mas louvarei, sobretudo, nossos legisladores, quando houverem por bem abolir uma pena que sempre considerei um crime contra a sociedade, e que, em minha opinião, jamais preveniu crime algum.

Auteil, 28 Brumário,
ano IV da República

P. S. – Acabo de ler no Moniteur duas peças nas quais se defende, como aqui, que a morte pela guilhotina não é dolorosa. Felicito-me por concordar com esses autores, que parecem versados na economia animal. Mas nem por isso creio estar eximido de publicar as observações precedentes. Parece-me que elas podem acrescentar alguns graus de força aos seus argumentos.

Do grau de certeza da medicina (introdução)

A morte é o termo inevitável da vida. A dor, como o prazer, é o apanágio de todos os seres sensíveis. Morrer e sofrer são coisas tão naturais quanto viver e ter sensações agradáveis. Ficar doente é tão natural quanto ter saúde. O plano da natureza[8] exigiu que os seres animados esti-

---

8 Quando falo em plano da natureza não pretendo ir além da enunciação de um simples fato. Quero dizer apenas que existem relações regulares e constantes entre as diversas partes do universo. A filosofia das *causas finais* nunca sobreviveu a um escrutínio sério, mas a limitada inteligência humana dificilmente poderia rejeitá-la inteiramente.

vessem submetidos à ação de tudo o que os cerca, e que a variedade das modificações que eles sofrem nesses contínuos choques fosse sempre proporcional à delicadeza de seus órgãos e à nobreza de suas funções. Portanto, embora caiba dizer, em certo sentido, que a mão benevolente da natureza, ao manter os movimentos vitais com tamanha regularidade, fez de tudo para conservar os indivíduos em estado saudável e perpetuar as espécies, resta que os sofrimentos e as doenças são o resultado necessário das leis da economia animal e das circunstâncias em meio às quais o eterno artesão lançou os seres vivos. O homem, por ser dotado das faculdades mais impressionantes e mais nobres, e gozar, no mais alto grau, de uma sensibilidade que as produziu a partir de seu próprio desenvolvimento, encontra-se exposto, em particular, à atuação de muitas causas malignas ou destrutivas.

Portanto, se, no estado mais natural, nenhum animal está ao abrigo dos sofrimentos físicos, o homem, devido à sua constituição primitiva, encontra-se ainda mais exposto a eles, sem contar as instituições e os hábitos sociais, que o expõem a mil novas ameaças, na medida em que ampliam suas relações, prolongam sua existência, tornando as cenas da sua vida mais variadas e mais volúveis. Mas essas causas, que só por abstração poderiam ser consideradas estranhas ao homem – dado que a sociedade existe por toda parte e as hordas selvagens só diferem das nações civilizadas pela maior ou menor imperfeição de seu estado social –, interferem nas disposições físicas do homem produzindo transformações drásticas e tornando-o mais suscetível a impressões mórbidas.

O sofrimento e a morte são, portanto, decorrências necessárias da nossa condição. Outra consequência não menos inevitável de nosso pendor primordial é o desejo de prolongar a vida e evitar a dor. A própria natureza nos ensina a mudar uma situação sofrida, a pôr a mão sobre uma parte que dói, a relaxar os tecidos com a aplicação de um calor brando e úmido. Recomenda-nos o repouso, o silêncio, a obscuridade e que evitemos a agitação, pois a febre exaspera ou perturba a operação de nossos órgãos. Apetites singulares, impossíveis de explicar, muitas vezes nos levam a descobrir os meios necessários à nossa recuperação. Em poucas palavras, todas as nossas necessidades, quando não são satisfeitas, tornam-se sofrimentos. A natureza se declara a respeito da maneira mais óbvia possível. Na esteira de um antigo,[9] podemos dar o nome de remédio a tudo o que satisfaz uma carência (*besoin*), e conceder ao instinto, como causa dos movimentos automáticos, o título de médico principal.

Alguns filósofos[10] consideraram que as leis do instinto seriam resultantes de certos racio-

---

9 Provável referência a Hipócrates. (N. T.)
10 Condillac, *Tratado dos animais*, 2ª parte, cap.5 (Trad. Denise Bottman. Campinas: Unicamp, 1993). (N. T.)

cínios particulares, desapercebidos, pois são mais rápidos, e tentaram reunir essas leis sob os mesmos princípios que os de nossos juízos comuns. É inegável que um guia secreto dirige os animais e os esclarece, anteriormente a todo ensaio, sobre os alimentos que lhes são próprios, e mesmo sobre os remédios apropriados às diferentes doenças.

Um animal quando nasce suga o mamilo de sua nutriz sem que ninguém tenha lhe ensinado a fazê-lo. Segundo afirma Galeno,[11] um cabrito que ele extraiu do ventre da mãe escolheu o cítiso dentre as muitas plantas que lhe foram oferecidas. Vemos todos os dias como os cães e os gatos se esforçam para vomitar ou para realizar evacuações salutares com ramos frescos de grama. Os cães lambem suas feridas e as de seus filhotes, e elas logo cicatrizam. As cegonhas, segundo se diz, lavam-se umas

---

11 Galeno, *Des lieux affectés*, livro I, cap.6. (N. T.)

às outras. Seria fácil corroborar essa ideia, defendida pelos maiores fisiologistas, citando apenas os fatos constatados. "A natureza[12] toma por si mesma os bons caminhos e, sem ter sido instruída, sabe fazer o que é melhor", *Natura sibi ipsi invenit vias, et inerudita existens, quae expediunt perfict.*[13] Mas é preciso convir que a medicina do instinto é bastante limitada no homem social, por mais que, num estado mais simples de coisas, ela seja mais fecunda em recursos e, principalmente, mais segura no emprego dos meios, e sendo suficiente, nessa medida, para os animais que não vivam sob o nosso domínio. Sem dúvida, não devemos perdê-la de vista na prática de nossa arte, ela

---

12 A natureza é a força que produz os movimentos próprios de cada corpo, ou, se preferirmos, é o conjunto das leis que o regem. Nesse último sentido, Van Helmont a chama de *ordem de Deus*. Van Helmont, *Ortus medicinae* (trad. francesa: Lyon, 1670).

13 Hipócrates, *Epidemias*, livro VI, seção 5.

que tantas vezes a dirigiu e continua a dirigi-la todos os dias. Mas está longe de fornecer as luzes que seus defensores mais entusiastas alegam a seu favor.

O instinto é um guia muito mais seguro para os outros animais do que para nós. Como não é extraviado pela multidão de ideias, preconceitos e paixões que o desnaturam por completo na espécie humana, e como, além disso, os casos sobre os quais deve se pronunciar são muito simples e uniformes, nenhuma causa estrangeira o impede de zelar com êxito pela conservação do indivíduo, e de trabalhar sempre e de maneira eficaz para a cura de suas doenças.

Precisamente porque a natureza situou o homem acima dos outros animais, essa voz secreta se pronuncia para ele de maneira mais fraca e mais obscura. O instinto se torna menos audível em proporção inversa ao desenvolvimento das faculdades intelectuais. À medida que a razão se aperfeiçoa, esse guia, que ela nem sempre é capaz de substituir, perde a precisão, até, por fim, ser praticamente reduzido à inação. Teriam sido os animais, quanto a isso, mais bem tratados do que nós? Não teríamos a cada dia mais perdas, à medida que somos cada vez mais forçados a substituir os apetites naturais que nos orientam quando nos encontramos no estado mais próximo ao dos outros animais, pela reflexão, pelos cálculos, e pela lenta experiência, cujos ensaios nem sempre estão isentos de inconvenientes, e cujos resultados costumam ser duvidosos ou difíceis de extrair? Essa questão não tem importância alguma. Não depende de nós deixarmos de ser homens, e o fato é que a perfectibilidade indeterminada de nossa espécie abre à razão um campo imenso de gozo e felicidade.

Deixarei de lado, por isso, todas as declamações em favor do chamado estado de natureza, do qual não existe provavelmente nenhum exemplo, e do qual os escritos que dele falam oferecem apenas ideias extremamente vagas. Ignoro do que seriam capazes as inspirações do instinto por si mesmas nesse estado em prol do tratamento das doenças. Essa pesquisa não diz respeito ao meu assunto. Descartando, assim, toda hipótese sobre outro possível estado da raça humana, tomo o homem tal como existe em sociedade, com todas as faculdades desenvolvidas por ela e com os meios aperfeiçoados por ela. Partindo desses dados positivos, proponho-me a examinar se, por meio da observação e dos raciocínios simples que se deduzem dela imediatamente, poderíamos dar uma base sólida aos princípios da medicina, ou se os reproches de incerteza que tantos filósofos dirigiram a essa arte realmente teriam fundamento. É uma questão que me parece igualmente interessante para os indivíduos, que sempre terão necessidade de recorrer à medicina, e para os governos, que têm o dever de zelar pela saúde pública.

História fisiológica das sensações

Exposto à ação de todos os corpos da natureza, o homem encontra nas impressões que eles realizam sobre os órgãos a fonte de seus conhecimentos e as próprias causas do seu viver; pois viver é sentir. Nesse admirável encadeamento dos fenômenos que constituem a sua existência, a cada *carência* [besoin] corresponde o desenvolvimento de uma *faculdade* que satisfaz a ela. Assim como as faculdades crescem com o exercício, as carências se multiplicam com a facilidade de satisfazê-las.[14] Da ação contínua dos corpos externos sobre os sentidos do homem resulta a parte mais notável de sua existência. Mas seria verdade que os centros nervosos só recebem e combinam impressões que chegam a eles a partir dos corpos? E que toda imagem ou ideia[15] se forma no cérebro e toda determinação do órgão sensitivo depende dessas mesmas impressões recebidas pelos sentidos?

O homem distingue a sua própria vida daquela de outros animais a partir do movimento

---

14 Nosso colega Sieyès, do Instituto, distingue na *Déclaration des droits* – uma das melhores peças de análise existentes em qualquer língua – dois princípios, o das *necessidades* e o das *faculdades*, que lhe fornecem a base das primeiras relações sociais. Para o moralista, no entanto, esses princípios permanecem distintos: é apenas aos olhos do fisiologista que eles se misturam numa fonte comum [Sieyès, *Reconnaissance et exposition des droits de l'homme et du citoyen*, Paris, julho de 1789].

15 "Ideia" vem, como se sabe, do grego *eidolon*, símile, simulacro.

progressivo e voluntário. O movimento, para ele, é um verdadeiro signo de vitalidade. Quando ele vê um corpo em movimento, sua imaginação o anima. Antes que ele tenha qualquer ideia das leis que fazem correr os rios, que revolvem os mares, que conduzem as nuvens nos ares, ele dá uma alma a esses diferentes objetos. Mas, à medida que seus conhecimentos se estendem, ele percebe que muitos movimentos são executados como os de seus braços quando uma força extrínseca os desloca sem que ele tenha parte nisso ou mesmo contra a sua vontade. Ele logo percebe, sem muita reflexão, que esses últimos movimentos não têm nenhuma relação com os determinados pela sua vontade, e termina por ligar a ideia de vida exclusivamente ao movimento voluntário.

Desde as primeiras e mais simples observações sobre a economia animal, nota-se uma diversidade nos fenômenos, que parece pressupor molas de diferente natureza. Se é verdade que o movimento progressivo e a ação de um grande número de músculos estão submetidos às determinações razoadas do indivíduo, muitos movimentos de outro gênero, poderíamos mesmo dizer, de gênero análogo, são executados sem a sua participação. Sua vontade não apenas não é capaz de excitá-los ou de interrompê-los; não pode sequer produzir uma mínima alteração. As secreções são feitas numa sequência de operações das quais não participamos e não temos nenhuma consciência. A circulação do sangue, a circulação peristáltica dos intestinos, determinadas por forças musculares ou por movimentos tônicos muito similares aos executados pelos músculos propriamente ditos, ocorrem à nossa revelia. Não depende de nós dirigir ou deter essas diferentes funções, não mais do que deter o *frisson* de uma febre difusa ou de produzir crises úteis numa febre aguda. Efeitos tão diversos poderiam ser imputados a uma mesma causa?

Essa questão coloca-se para nós, inevitavelmente, desde o início. Para resolvê-la de uma vez por todas, são necessários conhecimentos fisiológicos bastante extensos, e, por menos que se tenha refletido sobre as leis da natureza viva, não se pode ignorar que, para que esses conhecimentos tenham alguma certeza, devem se apoiar sobre um número infinito de observações ou de experiências e ser deduzidos pelo mais severo raciocínio. Quando os progressos da ciência são verdadeiros, torna-se muitas vezes possível ligar seis resultados a alguns fatos simples, e, por assim dizer, cotidianos.

Nos animais dotados de uma organização mais complexa, tais como o homem, os quadrúpedes e os pássaros, a sensibilidade é exercida por alguns nervos em particular, que podemos considerar seus órgãos próprios. Alguns fisiologistas vão mais longe: pensam que são seus órgãos exclusivos. Mas, na classe dos pólipos e dos insetos infusórios, ela reside e é exercida em outras partes, pois eles são privados de nervos e de cérebro. Haller e os de sua escola provavelmente levaram essa ideia longe demais, aplicando-a aos animais mais perfeitos. Observações constantes provam que partes que eles declararam rigorosamente insensíveis podem, em certos estados de doença, se tornar suscetíveis a vivas dores. Do que parece resultar claramente que, no estado ordinário, sua sensibilidade, apropriada à natureza de suas funções, é mais fraca ou mais obscura em relação à das outras partes.

De resto, podemos estabelecer como certo que, no homem, do qual unicamente se trata aqui, os nervos são a sede particular da sensibilidade, que são eles que a distribuem por todos os órgãos, que eles ligam entre si de maneira geral, estabelecendo entre cada um e os outros uma correspondência mais ou menos estreita, e permitindo que suas diversas funções concorram para a produção e a constituição da vitalidade comum.[16]

---

16 Compare-se, a esse parágrafo, Kant, *Crítica do Juízo* (1790), cap.65, mencionado por Cuvier, *Leçons d'anatomie comparée* (1801), introdução. (N. T.)

Um experimento bastante simples prova que é assim.

Quando ligamos ou cortamos os troncos dos nervos que se subdividem e se espalham por uma parte, no mesmo instante ela se torna completamente insensível. Podemos espetá-la, rompê-la, cauterizá-la: o animal nada percebe; a faculdade de movimento foi abolida; logo desaparece também a faculdade de receber impressões isoladas e de produzir vagos movimentos de contração; toda função vital é anulada; e os novos movimentos que se seguem são de decomposição, à qual a morte entrega toda matéria animal.

Muitas verdades importantes resultam desse experimento. Antes, porém, de ir adiante, certifiquemo-nos de não deixar nada incerto para trás.

Afirmei que as ramificações dos nervos, separadas do sistema por ligadura ou amputação, conservam a faculdade de receber *impressões isoladas.* Essa expressão merece uma explicação, se não quisermos que introduza no espírito uma ideia falsa, que muitos dentre os melhores fisiologistas não souberam evitar. Os nervos, que levam a sensibilidade aos músculos, também levam a vida até eles, tornando-os capazes de executar os movimentos que a natureza lhes consignou; eles mesmos, no entanto, são incapazes de movimento. As mais fortes irritações não produzem a mínima contração; eles sentem, mas não se movem. No experimento que relatei, as ramificações situadas abaixo da secção ou da ligadura deixam de se comunicar com o órgão sensível em conjunto, o indivíduo não percebe mais contrações, que continuam a ser sentidas pelas partes em que esses nervos ainda se distribuem, e vê-se facilmente que não poderia ser diferente. Mas, é igualmente claro que, como dessa irritação resultam certos movimentos dos músculos, mais regulares ou menos, movimentos que trazem a vida para os músculos, esse efeito se deve a vestígios de sensibilidade parcial, que se exerce da mesma maneira que no estado natural, embora mais fraca e mais incompleta. Não cabe afirmar que então a irritação atua sobre o nervo como sobre o músculo, pois não é o que se verifica; mesmo os seguidores de Haller reconhecem que é assim, e, se não o fizessem, seu sistema viria abaixo. Portanto, todas as ramificações continuam a receber impressões, mas impressões isoladas. E, embora em alguns fenômenos a *irritabilidade* pareça se distinguir da *sensibilidade*, vê-se, neste caso, que ela tem de ser remetida a esta última, que é o princípio único e comum de todas as faculdades vitais. Isso fica ainda mais evidente quando consideramos a quantidade de nervos que se perdem e mudam de forma nos músculos.

Parece certo que esses nervos, confundindo-se e se identificando com as fibras musculares, são a verdadeira alma dos movimentos. Não é difícil conceber por que os movimentos que permanecem após a morte se reanimam tão logo separamos um músculo do membro de que ele é parte ou o dividimos em novas secções, quando todo outro estimulante perdeu o poder de se contrair, pois, então, a lâmina do estilete incide em inúmeras expansões de nervos, escondidas na espessura da carne, expansões estas que se referem igualmente às duas porções em que o músculo é dividido. A secção deve ser considerada, nesse caso, como um irritante simples, porém muito eficaz, pois penetra no interior das fibras e as atravessa de uma ponta a outra. Com isso, ela não apenas reanima a faculdade contráctil, como torna as contrações menos laboriosas, ao diminuir o volume e a extensão das partes que se franzem.

Esta última questão, entretanto, não diz respeito diretamente ao objeto de que nos ocupamos, e sua solução cabe a um tratado de *fisiologia*.

* * *

Voltemos ao nosso experimento. Afirmei que resultam dele algumas verdades essenciais. Ele prova, com efeito, 1º) que os nervos são os órgãos da sensibilidade; 2º) que a percepção que se produz em nós da existência de nossos próprios órgãos e daquela dos objetos externos depende unicamente da sensibilidade; 3º) que nem todos os movimentos voluntários são executados apenas em virtude das percepções fornecidas pela sensibilidade e dos juízos que extraímos delas, mas dependem também da animação e direção dos órgãos motores, que estão submetidos aos órgãos sensitivos; 4º) que todos os movimentos independentes da vontade, dos quais não temos nenhuma consciência ou nem mesmo uma noção, quer dizer, todos os movimentos que compõem a economia animal, dependem de impressões recebidas pelas diversas partes de que os órgãos são compostos, e essas impressões dependem de sua faculdade de sentir.

Demos alguns passos importantes. Certos pontos deveras obscuros puderam ser esclarecidos, e entrevemos agora os únicos verdadeiros meios para lançar essa mesma luz sobre os demais, ou senão sobre a maioria.

Mas, quando levamos a análise ao termo último, surge uma questão: seria o sentimento inteiramente distinto do movimento? Como conceber um sem o outro? As relações entre eles se resumiriam a causa e efeito?

Sem dúvida, toda sensação ou impressão recebida pelos nossos órgãos só pode acontecer se as suas partes sofrerem novas modificações. Mas não podemos conceber uma nova modificação sem um movimento. Isso quer dizer que, quando sentimos, dão-se em nós movimentos com diferentes graus de sensibilidade, dependendo da natureza das partes sólidas ou dos líquidos a que eles são imprimidos; tudo isso é real e incontestável. Deve-se observar, no entanto, que, como as sensações ou impressões dependem sempre de causas situadas fora dos nervos que as recebem, há um instante, breve como um relâmpago, em que sua causa age sobre o nervo que goza da faculdade de sentir sua presença, sem que se dê, ainda, nenhuma espécie de movimento; que o movimento se torna necessário como se fosse para complementar essa operação; e que é sempre possível distinguir o sentimento, e, principalmente, a faculdade de sentir, daquela de se mover. Dito isso, reconheçamos que essa distinção poderia ser suprimida, eventualmente, por uma análise ainda mais minuciosa, que mostrasse que a sensibilidade está ligada, em alguns pontos essenciais, às causas e leis do movimento, que é a fonte geral de todos os fenômenos do universo.

Observemos ainda que, quando dizemos que os nervos são incapazes de movimento, referimo-nos a um movimento sensível, de deslocamento identificável de suas partes em relação àquelas de outros órgãos que os envolvem.

Os seus movimentos são todos internos, transcorrem em sua tessitura interior, e as partes que eles movem ou que os executam são tão delicadas que sua ação se furtou, até o presente, às observações mais atentas, feitas com os instrumentos mais apurados.

De resto, a distinção entre sentimento e movimento, mas, principalmente, das faculdades referidas a eles, tão necessária à fisiologia e conveniente à filosofia racional, é deduzida a partir de fatos evidentes e sensíveis, os únicos aos quais nossas pesquisas devem se dedicar e sobre os quais nossos raciocínios podem se apoiar. As verdades sutis e estéreis a respeito de sua natureza são inaplicáveis a nossas necessidades mais imediatas, e podem ser descartadas na medida em que não ofereçam material de inteligibilidade.

Esclarecidos esses pontos, retomemos a sequência de nossas proposições.

Vemos claramente, a partir das observações mais simples, que as impressões não acontecem de maneira uniforme, mas têm, ao contrário, efeitos muito diferentes dependendo do indivíduo que as recebe. Umas são oriundas dos objetos externos, outras vêm dos órgãos internos e são o produto das diferentes funções vitais. O indivíduo quase sempre tem a consciência das primeiras, ou ao menos se dá conta delas; quanto às outras, ele as ignora ou não têm nenhum sentimento distinto a respeito. Acrescente-se que estas últimas determinam movimentos cuja ligação com elas, como causas, escapa à observação.

Os filósofos analistas não consideraram, até aqui, que as impressões oriundas de objetos externos e que o órgão do pensamento distingue, representa e combina, são as únicas designadas pelo nome de *sensação*. Quanto às demais, permanecem vagas. Alguns desses filósofos parecem ter remetido todas as operações despercebidas da sensibilidade à denominação de *impressões*, considerando-as, eventualmente, entre as sensações que podem ser percebidas e distinguidas, embora não o sejam *atualmente*, na falta da atenção necessária.[17]

A partir desse ponto, podem-se seguir dois caminhos diferentes; e, como levam a resultados de certa maneira opostos, não se deve escolhê-los ao acaso.

* * *

A nova questão que se apresenta é saber se é verdade, como Condillac e outros afirmaram, que as ideias e as determinações morais são todas formadas a partir do que eles chamam de *sensações* e dependem inteiramente delas. Portanto, trata-se de saber se é verdade, como

---

17 Como ficará claro no que se segue, adoto essa maneira de distinguir os dois gêneros, na verdade bastante diferentes, das principais modificações experimentadas pela matéria viva.

diz o lugar-comum, que "todas as ideias vêm dos sentidos a partir de objetos externos", ou se as impressões internas não contribuiriam, igualmente, para a produção de determinações e ideias morais, segundo certas leis que nos seriam mostradas a partir do estudo do homem, sadio ou doente, e, nesse caso, se as observações voltadas em particular para esse novo ponto de vista não nos permitiriam identificar facilmente as leis da natureza a respeito e expô-las com exatidão e evidência.

Parece-me que alguns fatos gerais permitem resolver essa questão.

É notório que a nossa capacidade de sentir ou pensar varia segundo a condição dos órgãos internos, em especial as vísceras do baixo-ventre. As doenças dessas partes alteram, perturbam e às vezes invertem por completo a ordem habitual dos sentimentos e ideias. Surgem os apetites mais extraordinários; imagens desconhecidas tomam de assalto o espírito; afecções novas se apoderam da vontade; e, o que é mais notável, muitas vezes acontece de o espírito adquirir uma elevação, uma energia e um brilho incomuns, e, então, as afecções mais tocantes, desde que bem dirigidas, servem à alma como um alimento. Nesse estado, as ideias, radiantes ou sombrias, e os sentimentos, doces ou funestos, afetam diretamente a maneira como as vísceras abdominais executam suas funções, ou seja, a maneira como elas recebem as impressões. Pois, como vimos, uma coisa depende da outra, e todo movimento pressupõe a determinação de uma impressão.

O estado das vísceras do baixo-ventre pode inverter por completo a ordem dos sentimentos e das ideias, levando, assim, à loucura, que nada mais é que a desordem ou a falta de concordância entre as impressões comuns, como observa-se com frequência. Mas, observam-se também outros delírios, que dependem de alterações na sensibilidade de outras partes internas. Alguns são agudos e passageiros, outros são crônicos, e nestes as extremidades externas sensíveis dos nervos, que compõem os chamados *sentidos*, não são afetadas, ou o são apenas secundariamente. Esses delírios são curados com a alteração direta do estado das partes internas afetadas. Os órgãos da geração, por exemplo, costumam ser a sede da loucura. Sua viva sensibilidade está exposta às maiores perturbações, e, devido à extensão de sua influência sobre o sistema nervoso como um todo, elas quase sempre se tornam gerais, e atingem, principalmente, o centro cerebral. Então, a cura da loucura depende do recurso a meios capazes de devolver a sensibilidade desses órgãos ao seu estado natural ou remetê-la à sua ordem primeira. Alguns casos mostram que esse efeito pode ser produzido pela sua destruição.

O período da puberdade nos oferece fenômenos ainda mais impressionantes e cruciais, que merecem a nossa atenção, pois tudo aí se passa de acordo com leis constantes e segundo os votos da natureza. Em animais que vivem separados dos outros de sua espécie, os órgãos da geração amadurecem um pouco mais tarde. Longe dos objetos cuja presença poderia acelerá-la com exemplos excitantes ou com certas imagens que despertam a natureza dormente, a infância se prolonga, até que, por fim, se encerra, mesmo na mais absoluta solidão, e o momento das primeiras impressões do amor costuma ser tempestuoso. No homem não é diferente, exceto pelo fato de os seus órgãos serem mais perfeitos, e sua sensibilidade, mais requintada, os objetos em que ela se apoia são mais extensos e variados, e as alterações que lhe acontecem se distinguem por caracteres mais notáveis, que modificam mais profundamente a sua existência.

[O cérebro e a secreção do pensamento]

Para que todas as funções do corpo sejam devidamente executadas, é necessário que os órgãos estejam integralmente preservados, e, em particular, que o sistema cerebral e adjacências não tenham sofrido nenhuma lesão, seja na formação inicial, seja posteriormente, devido a alguma doença. Para que o cérebro possa pensar, ele tem de ser saudável. Nos indivíduos hidrocefálicos, a substância cerebral é gradualmente destruída até ser consumida por completo, e eles se tornam estúpidos. Graças à medula espinhal, as vísceras do tórax e do abdômen seguem vivas, e, mesmo quando a medula tem a mesma sorte que o cérebro, os espessos troncos nervosos preservam resquícios de vida por um tempo considerável. Bebês acéfalos não vivem por muito tempo, pois a nutrição, que se dava pelo cordão umbilical, não ocorre mais dessa maneira ou de outra que possa garantir a manutenção da vida; costumam ser grandes, gordos e com membros bem-feitos, que dão sinais de força.

Bebês que nascem com o cérebro danificado não pensam; mas são sadios e vigorosos, têm os órgãos bem diferenciados e desenvolvidos, e as determinações gerais do instinto se manifestam nas épocas esperadas, segundo as leis comuns. Há não muito tempo, tive a oportunidade de observar um desses autômatos. Sua estupidez era devida à extrema pequenez e à conformação defectiva de sua cabeça, que, no entanto, nunca sofrera suturas. Era surdo de nascença. Embora seus olhos estivessem em ótimas condições e parecessem receber impressões de luz, ele não tinha nenhuma ideia de distância. Era saudável, forte, e se alimentava com avidez, agitando-se violentamente quando não recebia uma porção de comida logo após a outra. Adorava pegar tudo o que lhe caísse nas mãos, em particular corpos animados, cujo suave calor, e, creio, as emanações, pareciam-lhe agradáveis. Seus órgãos genitais eram precocemente ativos e davam mostras de reclamar por sua atenção.

Por fim, existem ainda casos de formação de massas carnudas no útero e no ovário ou nas partes ósseas, como mandíbulas guarnecidas com dentes, que se desenvolvem e gozam de uma vida, pois são animadas por nervos cuja influência determina os seus movimentos, tal como fariam num corpo completo e regular. O que dissemos sobre os corpos sem cabeça também vale para essas produções anormais: a vida se conserva nelas enquanto permaneçam ligadas aos órgãos de que nasceram, a natureza lhes dá uma forma, e as alimenta por meio de um artifício singular. As rejeitadas por meio de uma espécie de parto morrem assim que vêm à luz, quando os sucos nutritivos análogos à sua natureza deixam de ser bombeados. Mas vemos que elas tiveram vida própria, mais ou menos duradoura, dependendo da duração da vida de seus nervos, que formam um sistema, a exemplo de todo órgão sensível de um bebê bem formado.[18]

É claro, portanto, que a ação e a reação do sistema nervoso, que constituem as diferentes funções vitais, são exercidas sobre cada uma das partes desse sistema. À medida que o círculo ou influência dessas partes se estende, as funções se multiplicam ou se complicam. O desenvolvi-

---

[18] Estudiosos da física vegetal observaram nos troncos de certas plantas desenvolvimentos que não se estendem à planta inteira. Um botão pode vegetar e florescer ainda que o ramo e a árvore a que pertence não gozem mais de vida; pode se tornar a sede de uma vegetação regular, ainda que parcial. O fenômeno é bem mais impressionante quando verificado no sistema animal.

mento das vísceras do tórax e do baixo-ventre depende da medula espinhal. O cérebro produz o pensamento, que não existe na falta desse órgão e é alterado quando ele não é bem formado ou padece de alguma anomalia. O que não surpreende, se considerarmos que os nervos da visão, da audição, do paladar e do olfato partem diretamente do cérebro, e que os nervos braquiais, dos quais dependem as operações do tato, mais delicadas, estão estreitamente ligados a ele, dispondo-se em pares cervicais.

Para que se tenha uma ideia precisa das operações de que o pensamento resulta, é preciso considerar o cérebro como um órgão particular destinado especialmente à sua produção, assim como o estômago e os intestinos realizam a digestão, o fígado filtra a bile, as parótidas e as glândulas maxilares e sublinguais preparam os sucos salivares. O cérebro é posto em atividade quando recebe impressões, assim como os alimentos, quando chegam ao estômago, excitam uma abundante secreção de suco gástrico e movimentos propícios à sua dissolução. E, assim como o cérebro tem por função perceber cada impressão em particular, ligar signos a elas, combinar as diferentes impressões, e, comparando-as entre si, extrair juízos e deliberações, o estômago tem por função agir sobre as substâncias nutritivas cuja presença o estimula, dissolvendo-as em seu suco e assimilando-as à natureza do corpo.

Como poderíamos conhecer os movimentos orgânicos por meio dos quais as funções do cérebro são executadas? Mas tampouco se desvelam às nossas pesquisas a ação pela qual os nervos do estômago determinam as diferentes operações que constituem a digestão e a maneira como impregnam o suco gástrico com uma fortíssima potência dissolvente. Vemos que os alimentos entram nessas vísceras com as qualidades que lhes são próprias; vemos que estas os deixam, e eles adquirem novas qualidades;

e concluímos que essa transformação se deve a essas vísceras. Vemos, igualmente, que as impressões chegam ao cérebro por intermédio dos nervos; encontram-se, então, isoladas e dispersas. A víscera entra em ação; atua sobre elas; e as devolve, metamorfoseadas em ideias, para serem manifestadas externamente na língua da fisionomia e dos gestos ou pelos signos da fala e da escrita. Isso nos leva a concluir, com toda certeza, que o cérebro como que digere as impressões, e realiza, organicamente, a secreção do pensamento.

Resolve-se assim, de uma vez por todas, a dificuldade levantada por aqueles que, considerando a sensibilidade como uma faculdade passiva, não entendem que julgar, raciocinar e imaginar são, no fundo, o mesmo que sentir. A dificuldade desaparece quando identificamos, nas diferentes operações da sensibilidade, a ação do cérebro sobre as impressões que lhe são transmitidas.

Por fim, se atentarmos para o fato de que o movimento, cuja existência é o pressuposto da ação dos órgãos, é, na economia animal, uma transformação do sentimento, veremos que estamos desobrigados de realizar alterações nas doutrinas dos modernos analistas, e que todos os fenômenos, sejam eles fisiológicos ou morais, remetem em última instância unicamente à sensibilidade.[19]

---

19 Toda esta seção pode ser lida como uma fundamentação fisiológica da análise de Condillac no *Tratado das sensações* (1754), que remete todas as faculdades e operações da alma à sensação, e encontra no tato a sensação primordial. Cabanis tem por referência a edição do texto publicada postumamente em 1798, com acréscimos do próprio Condillac. (N. T.)

Influência das doenças na formação das ideias e das afecções morais

Cidadãos: a questão que me proponho a examinar nesta memória é de igual interesse para a arte de curar [*art de guérir*] e para a filosofia racional. Refere-se aos pontos mais delicados da ciência do homem e lança uma luz necessária sobre fenômenos da maior importância. Ela é, provavelmente, no plano de trabalho que tracei, a mais essencial, e deve ser devidamente resolvida. Com efeito, todas as outras estão relacionadas com ela, dependem dela de maneira imediata, e são, em certa medida, essa mesma questão, colocada sob diferentes pontos de vista e a partir de seus desenvolvimentos principais. Mas, até pelo interesse da questão, sinto-me incapaz de dar conta de tudo o que ela exige. No momento mesmo em que me ponho a escrever, minha saúde é frágil, e é impossível que minhas ideias não se ressintam da disposição com a qual as reuni. De resto, como meu objetivo é mostrar a influência das doenças sobre as funções morais, o próprio autor oferece o primeiro exemplo disso, e não teria como não provar, e muito bem, por esse meio, a tese geral que ele mesmo estabeleceu.[20]

Passemos ao que interessa.

A ordem reina por toda parte no mundo físico. A existência deste universo e o retorno

---

20 Declaração que decide de antemão o que está em jogo: pensar é um ato físico, e o modo como se pensa depende da condição saudável ou doente do corpo no momento em que o pensamento é enunciado através dos signos. (N. T.)

constante de certos fenômenos periódicos são o suficiente para demonstrar que é assim.

A ordem também predomina no mundo moral. Uma força secreta, que atua constantemente, tende de maneira incessante a tornar essa ordem mais geral e mais completa. Essa verdade se segue igualmente da existência do estado social, de seu aperfeiçoamento progressivo, de sua estabilidade, malgrado instituições tantas vezes contrárias a seu verdadeiro fim.

A eloquência de todos os oradores não poderia contrariar esses fatos constantes e gerais.

Mas, o que é mais notável nas leis que governam todas as coisas é que, embora sejam suscetíveis a alterações, o são apenas até certo ponto. A desordem jamais excede certos limites, que parecem ter sido fixados pela própria natureza, que por sua vez parece trazer sempre em si mesma os princípios do retorno à ordem ou da reprodução dos fenômenos de conservação.

Portanto, a ordem existe. Ela pode ser perturbada, mas se renova, seja pela duração, seja pelo excesso de ação das próprias circunstâncias que tendem a destruí-la.

Por outro lado, dentre as circunstâncias perturbadoras há aquelas que estão, em maior ou menor medida, expostas à influência dos seres vivos dotados de vontade, que, por sua vez, parecem se alterar em longo prazo, ou mesmo desaparecer, em consequência do desenvolvimento automático das propriedades da matéria e da marcha constante do universo. Encontram-se aí (nessas duas circunstâncias), como a título de reserva, para agir em épocas determinadas, as causas eficazes de um aperfeiçoamento geral.

Vemos que o mundo físico à nossa volta se aperfeiçoa a cada dia em relação a nós. Esse efeito depende, sem dúvida, em grande parte, da presença do homem e da singular influência de sua atividade sobre o estado do solo e das águas, e sobre a própria constituição da atmosfera, da qual ele extrai o principal e mais indispensável alimento da vida.[21] Tudo leva a crer, no entanto, que esse efeito também depende, em certos aspectos, da simples persistência das coisas e do sucessivo enfraquecimento das causas naturais que poderiam, originariamente, se opor às alterações vantajosas.[22] Nesse caso, as melhorias evidentes que se observam na superfície do globo não se deveriam unicamente aos progressos da arte social e aos trabalhos

---

21 Referência à química de Lavoisier, que estabelecera o princípio da combustão do oxigênio na década de 1790. (N. T.)
22 Em toda hipótese de um movimento imprimido a massas de matéria, é necessário estabelecer uma ordem e relações regulares entre essas massas e mesmo entre as mais delicadas partes que as integram, ordem e relações que a natureza do movimento determina e torna necessárias. Mas, também, essa espécie de harmonia deve se aperfeiçoar gradualmente, pela persistência do movimento do qual ela é obra. Pois, a cada retorno periódico das mesmas circunstâncias, os efeitos que lhes são próprios se tornam, se me permitem a expressão, mais corretos, e cada porção de matéria se aproxima cada vez mais do estado preciso a que a natureza do movimento tende a levá-la.

que ele exige, mas seriam também, em alguma medida, obra da natureza, cujo concurso as favorece enormemente. É possível que a ordem geral, que vemos reinar sobre as grandes massas de matéria, tenha se estabelecido progressivamente, que os corpos celestes tenham existido por muito tempo com outras formas e em outras relações recíprocas, e, por fim, que esse grande todo possa se aperfeiçoar no futuro, com relações das quais não temos nenhuma ideia, mas que alterariam o estado de nosso globo e, por conseguinte, a existência de todos os seres gerados em seu fecundo seio.

Vê-se facilmente que a influência do homem sobre a natureza física é fraca e limitada, e só alcança os pontos que o tocam, de alguma maneira, imediatamente. A natureza moral, ao contrário, se encontra quase inteiramente submetida à sua direção. Resultado dos pendores, das afecções, das ideias do homem, ela se modifica conforme a essas ideias, afecções e pendores. A cada nova instituição, ela adquire uma nova face; a introdução de um hábito, a realização de uma descoberta é às vezes o suficiente para alterar de súbito todas as relações anteriores. Na verdade, não existe nos fenômenos, no que concerne às leis da física, nada de independente e nada de invariável, elas são eternas e invariáveis. Se digo eternas e invariáveis, é porque a maioria disso que no homem chamamos de físico é suscetível de grandes modificações, e obedece à ação poderosa e variada de uma multidão de agentes externos. Ora, a observação e a experiência podem nos ensinar a prever, a calcular, a direcionar essa ação, com o que o homem se torna, em suas próprias mãos, um instrumento dócil, em cada uma de suas molas e movimentos, ou seja, cada uma de suas faculdades e operações se submete diretamente ao desenvolvimento progressivo dessas faculdades, satisfazendo as carências e promovendo a felicidade.

* * *

O estado de doença em geral é um desses fenômenos físicos capazes de influenciar poderosamente as ideias e as afecções morais. Trata-se de verificar até que ponto essa proposição se mostra verdadeira, e se é possível relacionar, a cada particularidade bem determinada desse estado, uma particularidade correspondente nas disposições morais. Com efeito, os trabalhos do gênio observador nos deram a conhecer os meios de agir sobre nossa natureza física, de alterar as disposições de nossos órgãos, de restabelecer e mesmo de tornar mais perfeita a ordem de seus movimentos naturais. Por isso, não devemos considerar a aplicação douta e metódica dos remédios como a única capaz de aliviar males particulares e promover o bem-estar e o exercício das forças que interessam aos seres. Deve-se considerar, ainda, que é possível, melhorando-se o estado físico, melhorar a razão e os pendores dos indivíduos, e mesmo, a longo prazo, aperfeiçoar as ideias e os hábitos do gênero humano.

Não seria difícil provar que a doença tem real influência sobre as ideias e as paixões; bastaria, para tanto, apelar aos fatos mais corriqueiros e conhecidos. Todos os dias vemos, por exemplo, que inflamações do cérebro, sejam agudas ou lentas, certas disposições orgânicas do estômago, afecções do diafragma e da região epigástrica produzem o frenesi, um delírio furioso passageiro e a mania, ou seja, uma loucura duradoura; e sabemos que essas doenças são curadas por certos remédios aptos a combater diretamente a causa física.

Os diferentes delírios não alteram apenas a natureza ou a ordem das ideias, mudam também, ao mesmo tempo, os gostos, pendores e afeições. Poderia ser diferente? As vontades e determinações dependem de certos juízos anteriores a elas, dos quais temos maior ou menor consciência, ou de impressões orgânicas diretas. Quando os juízos são alterados e as impressões se tornam diferentes, poderiam as vontades e determinações permanecer as mesmas? Em outros casos, nos quais as sensações são em geral conformes à realidade das coisas e os raciocínios são extraídos com precisão das sensações, vemos que a perturbação de um único órgão pode produzir erros singulares, atinentes a certos objetos em particular e a certos gêneros de ideias, e em seguida, desnaturar todos os hábitos relativos a afecções particulares da alma. A perturbação a que nos referimos produz esses efeitos alterando a fundo os pendores físicos dos quais todos os hábitos dependem. Eu poderia multiplicar os exemplos que respaldam essa afirmação. Restrinjo-me a citar a ninfomania, doença desconcertante pela simplicidade de sua causa, que costuma ser a lenta inflamação dos ovários e do útero, e de efeitos degradantes, que transformam a mais tímida jovem numa bacante, e o mais delicado pudor em furiosa audácia, à qual nem mesmo a afronta da prostituição se compara.

Contudo, se quiséssemos entrar nos detalhes de todas as alterações que o estado de doença pode produzir no moral, acompanhando esses estados em suas nuances mais sutis, para atribuir a cada um deles a nuance análoga a ele correspondente nas disposições do espírito e nas afecções ou nos pendores, nos exporíamos, sem dúvida, a cair em minúcias ridículas, a tomar sonhos por operações verdadeiras da natureza e sutilezas metódicas por classificações do gênio. É um risco em que costumamos incorrer, a cada vez que, em pesquisas árduas, não nos restringimos a apreender as coisas a partir dos pontos de vista que se oferecem à observação e ao raciocínio.

Mas não se trata aqui de provar algo que é evidente a todos e tampouco de avançar hipóteses vãs.

As ideias e as afecções morais se formam em virtude de impressões recebidas pelos órgãos externos do sentido e pelo concurso de outras, próprias aos órgãos internos mais sensíveis. Está provado, com fatos diretos, que estas últimas impressões podem modificar consideravelmente todas as operações do cérebro.

Embora todas as partes, externas ou internas, sejam suscetíveis de impressões, nem todas atuam exatamente com o mesmo grau sobre o cérebro. As que são mais aptas a fazê-lo de maneira distinta e determinada nem sempre o fazem de maneira direta. Existem nos corpos vivos, independentemente do cérebro e da medula espinhal, diferentes focos de sensibilidade, em que as impressões se reúnem, como se fossem raios de luz, e ou são refletidas imediatamente em direção às fibras motrizes, ou são enviadas, assim reunidas, ao centro universal comum. Entre esses diversos focos e o cérebro multiplicam-se as simpatias, sempre muito vivas, e é por intermédio delas que aquelas partes, cujas funções são menos extensivas, e cuja sensibilidade é, portanto, mais obscura, podem se comunicar entre si ou com o centro comum. Dentre esses focos, que, dependendo do indivíduo, podem ser mais ou menos numerosos e mais ou menos sensíveis, observaremos três principais, sem contar o cérebro e a medula espinhal, mas que se referem a eles. Refiro-me, 1º) à região frênica, que compreende o diafragma e o estômago, e cujo orifício superior é tão sensível que Van Helmont localizou aí sua *arché*,[23] ou o princípio diretor da economia do ser vivo; 2º) a região do hipocôndrio, à qual pertencem, além do fígado e do baço, todos os plexos abdominais superiores, uma parcela considerável dos intestinos grelados, e a grande curvatura do cólon. Esses dois focos são confundidos pelos autores sistemáticos sob a denominação de epigástrio, mas, como são muito

---

[23] Na teoria de Van Helmont, a *arché*, ou alma intelectual do homem, reside em sua alma sensível, que, por sua vez, se situa no encontro entre o baço e o estômago. Ver *Ortus Medicinae*, 1648, p.40. (N. T.)

diferentes quanto aos efeitos, físicos ou morais, que produzem as afecções próprias a cada um deles, a boa doutrina médica e a sadia análise exigem que sejam distinguidos. 3º) O último foco secundário se localiza nos órgãos da geração, e inclui ainda o sistema urinário e os intestinos inferiores.

Lembremos, também, que, independentemente das impressões recebidas pelas extremidades sensíveis, sejam elas externas ou internas, o sistema nervoso pode ainda receber outras que lhe dizem respeito mais diretamente, pois sua causa reside ou atua em seu próprio seio ao longo do trajeto dessas grandes divisões, nos diferentes focos particulares, ou na origem mesma dos nervos e no centro comum a eles.

* * *

Mas, para que as impressões sejam transmitidas de maneira adequada, e as determinações, ideias, afecções morais que daí resultam correspondam exatamente aos objetos externos ou às causas internas das quais elas dependem, é absolutamente indispensável o concurso de circunstâncias físicas que cabe ao observador identificar.

As diversas operações que, tomadas em conjunto, constituem o exercício da sensibilidade não se referem unicamente ao sistema nervoso; o estado e o modo de atuação dos outros sistemas também contribuem para tanto. É preciso haver certa proporção entre a massa total dos fluidos e a dos sólidos; nos sólidos, um certo grau de tensão, nos fluidos, um certo grau de densidade. É preciso certa energia no sistema muscular, e certa força de impulsão nos líquidos que circulam. Em suma, para que as diversas funções dos nervos e do cérebro sejam adequadamente executadas, todas as partes devem desempenhar uma atividade determinada e o exercício dessa atividade deve ser fácil, completo e sustentado.

As disposições gerais do sistema nervoso não são independentes das de outras partes. Esse sistema não apenas se encontra em constante relação com elas, como é formado por elementos análogos a elas, como se fosse extraído do mesmo molde [*moule*]. E, assim como, em virtude das impressões que recebe delas e dos movimentos que nele imprimem, ele compartilha de cada uma de suas afecções, compartilha também de sua condição orgânica, em virtude do tecido celular que se encontra em seu seio e dos numerosos vasos que o irrigam.

No estado mais natural, os três focos secundários já mencionados exercem uma influência considerável sobre o cérebro. As afecções estomacais e frênicas, as das vísceras hipocondríacas, os diferentes estados dos órgãos da geração, tudo isso é sentido pelo sistema nervoso como um todo. Observa-se que as próprias disposições das extremidades sensíveis, e o caráter e a ordem das determinações são assim modificados segundo certas leis gerais não menos constantes que aquelas das quais dependem os seus movimentos regulares. O caráter das ideias, o feitio e o gênero das paixões permitem identificar essas circunstâncias físicas, assim como, a partir destas, podem-se prever com certeza os efeitos morais que se seguirão. Por fim, como já dissemos, as operações do intelecto e as deliberações da vontade resultam não somente de impressões transmitidas ao centro nervoso comum pelos órgãos externos do sentido, mas também das recebidas em todas as partes internas.

Ora, a sensibilidade dessas últimas pode sofrer grandes variações, como efeito das doenças a que estão suscetíveis, dentre as quais parecem contar, inclusive, doenças da sensibilidade enquanto tal. Em síntese, as combinações, as determinações e as reações do centro cerebral dizem respeito a todos esses dados, reunidos em conjunto. E, se esse centro imprime o movimento a cada uma das diferentes partes da economia viva, seu modo de atuação está subordinado aos diferentes estados de suas respectivas funções.

Para remeter os efeitos morais das doenças a pontos principais e comuns, e mostrar, principalmente, a ligação entre esses efeitos e suas causas, teremos de entrar em certos detalhes de medicina, nos quais, entretanto, não nos aprofundaremos, evitando a discussão das razões que nos levaram a classificá-los como fazemos. Tentaremos, sobretudo, ligar todas as nossas eventuais considerações diretamente ao objeto preciso em questão.

***

O sistema nervoso, como órgão da sensibilidade e centro de reação do qual partem todos os movimentos, é suscetível a diferentes estados de doença, que podem ser reduzidos, 1º) de um lado, ao excesso de sensibilidade às impressões, e de outro, ao excesso de ação sobre os órgãos motores; 2º) à incapacidade de receber impressões em número suficiente ou com o grau de energia adequado, e à diminuição da atividade necessária à produção de movimentos; 3º) à perturbação geral de suas funções, sem que se note um excesso para mais ou para menos; 4º) à má distribuição da influência cerebral, seja ela exercida de maneira desigual em relação ao tempo (com períodos de atividade excessiva e outros de intermissão ou remissão consideráveis), seja mal dividida entre os diferentes órgãos, como que abandonando em uns e concentrando em outros a sensibilidade, as excitações e as forças que operam os movimentos.

Essas diferentes afecções do sistema nervoso podem ser idiopáticas ou simpáticas, isto é, podem depender diretamente de seu próprio estado ou daquele dos órgãos principais com os quais suas relações são mais extensas. Elas podem, por exemplo, ser a consequência de uma lesão do cérebro, da presença de certos humores, do poder de certos hábitos que perturbam diretamente as suas funções, ou, ainda, resultar da condição do estômago, do útero e de outras doenças abdominais. Observo que os autores designam essas afecções nervosas de maneira indiferenciada pelo nome genérico de *espasmo*, palavra que, como se vê, é excessivamente vaga, e da qual até os médicos mais criteriosos costumam abusar. A mesma palavra também foi adotada pelos partidários da doutrina dos sólidos para exprimir todos os fenômenos indeterminados concomitantes às grandes desordens das funções ou então certas dores, especialmente agudas, que, no entanto, não dependem da alteração da condição orgânica das partes afetadas, exceto pela disposição, frequentemente passageira, dos nervos que as animam.

Os efeitos dessas afecções variam muito, dependendo do grau de energia ou de atividade de que gozam as vísceras e os órgãos motores. As que se devem em particular à perturbação de certos órgãos ou funções têm também um caráter próprio que se manifesta por meio de fenômenos bastante peculiares.

Pode-se estabelecer, em geral, que em todas afecções ditas *nervosas* existem irregularidades mais fortes ou menos, tanto em relação à maneira como ocorrem as impressões quanto em relação a como se formam as determinações, sejam automáticas, sejam voluntárias. Se, por um lado, as sensações variam constantemente, de um momento a outro, quanto à vivacidade, à energia e mesmo ao número, por outro, a força, a prontidão e a facilidade da reação são extremamente desiguais. Daí as alternâncias contínuas entre grande excitação e langor, exaltação e abatimento, compondo uma disposição de espírito e de paixões extremamente móbil. Nesse estado, a alma se deixa sempre levar aos extremos. Ou tem muitas ideias, e o espírito se mostra ativo, ou é incapaz de pensar. Como bem observou Robert Whytt, os hipocondríacos ora são medrosos, ora corajosos; e, como suas impressões de objetos tendem a ser ora muito fortes, ora muito fracas, dependendo do objeto, é extremamente raro que as imagens correspondam à realidade das coisas ou que a vontade permaneça no justo meio.

Se a essas desigualdades gerais manifestadas pelo sistema nervoso acrescentarmos a fraqueza dos órgãos musculares ou a de outras vísceras importantes, como o estômago, fenômenos análogos quanto ao fundo poderão ser distinguidos por peculiaridades notáveis. Em períodos de langor, a impotência dos músculos torna ainda mais completo e desolador o sentimento de fraqueza e de desfalecimento, e a todo momento a vida parece estar por um triz. Vêm daí as paixões tristes, mesquinhas e egoístas, e as ideias tacanhas e estreitas sobre os objetos das mais tênues sensações. Nos momentos de excitação, tanto mais bruscos quanto maior a fraqueza, as determinações musculares não respondem ao impulso do cérebro, exceto por abalos leves e passageiros. Esse impulso serve apenas para advertir o indivíduo quanto à sua real impotência, e lhe dá um sentimento de impaciência, descontentamento e ansiedade. Pendores, eventualmente bastante vivos, mas, na maioria das vezes, reprimidos pela consciência habituada à fraqueza, agravam ainda mais a impressão desoladora. Como o órgão especial do pensamento não poderia agir sem o concurso de muitos outros, e como ele compartilha, nessa situação, até certo ponto, do estado de debilidade dos órgãos do movimento, as ideias se apresentam em multidão, elas nascem, mas não se desenvolvem, a força da atenção, tão necessária, lhe falta, e essa atividade da imaginação, que poderia ser a reparação de faculdades das quais não mais se goza, se torna uma nova fonte de abatimento e desespero.

***

O estômago muitas vezes compartilha os seus diferentes estados com outros órgãos e tem uma grande influência sobre todas as partes do sistema nervoso, principalmente sobre o cérebro. Por exemplo, a sensibilidade extrema do orifício superior e do diafragma faz com que sua eventual fraqueza se comunique rapidamente às fibras musculares do corpo inteiro. Essas comunicações se estendem, porventura, a alguns músculos em particular, devido à comunicação direta entre seus nervos e os do estômago, sem a participação do centro cerebral comum. Seja como for, a viva sensibilidade, a mobilidade e a fraqueza do centro frênico são constantemente acompanhadas por uma enervação, mais ou menos considerável, dos órgãos motores, e é inevitável que as ideias e as afecções morais tragam em si todas as características decorrentes desse estado.

Mas, como a ação imediata do estômago sobre o cérebro é muito mais extensa que a do sistema muscular como um todo, é evidente que seus efeitos serão, necessariamente, muito mais acentuados e mais distintos na circunstância a que nos referimos. Toda atenção se torna fatigante; as ideias são arranjadas com esforço, e muitas vezes permanecem incompletas; as vontades são vacilantes e sem vigor; os sentimentos, sombrios e melancólicos. Para pensar com alguma força e desenvoltura, para sentir de maneira feliz e viva, é necessário que o indivíduo possa controlar essas alternâncias de excitação passageira a que é levado pela aplicação desigual de suas faculdades. A distribuição nociva das forças comuns a todas as afecções nervosas é especialmente conspícua naquelas que se originam no estômago e no diafragma. A observação nos ensina que os sujeitos que têm a sensibilidade e as forças desses órgãos alteradas passam diretamente, quase sem interrupção, de uma disposição a outra. Nada iguala, por vezes, a prontidão e a variedade de suas ideias e afecções, mas, por outro lado, nada é tão fugidio quanto elas, elas os agitam e os atormentam, mas não costumam deixar vestígios. O período de remissão não tarda, e eles tombam prostrados e sua vida se resume à sucessão ininterrupta de pequenas alegrias e tristezas, que dão à sua existência um caráter pueril, tão mais impressionante por ser observado em homens do mais robusto espírito.

Se essa observação se aplica quase igualmente a ambos os sexos, ela é válida, em especial, para o mais fraco e mais volúvel.

O mesmo não se passa, na maioria das vezes, com as afecções nervosas gerais determinadas pelas afecções dos órgãos genitais. Se, em alguns casos, elas parecem aumentar ainda mais a instabilidade das mulheres, levando seus gostos e suas ideias à beira do capricho e da inconsequência, em outros produzem nelas efeitos análogos aos produzidos nos homens, imprimindo a seus hábitos um caráter de força e constância, estranho à sua natureza, e podem mesmo lhes dar uma propensão à violência e à cólera que julgaríamos incompatível com os sentimentos delicados e finos que as distinguem. Quando as mulheres se aproximam da maneira de ser dos homens, esse efeito é, em geral, decorrente da condição do útero e dos ovários. Pode ser igualmente produzido pela inércia ou pelo excesso de ação desses órgãos, e a diferença que então se observa é tão maior quanto mais impetuoso o pendor pelos prazeres do amor.

Traçamos alhures o quadro sumário das alterações, pronunciadas ou sutis, que o desenvolvimento da puberdade realiza no sistema moral como um todo. Elas podem ser ainda mais bruscas e mais fortes no caso das vivas afecções nervosas dos órgãos genitais. A energia ou fraqueza da alma, a elevação do gênio, a abundância ou escassez de ideias dependem, muitas vezes, única e diretamente do excesso de atividade, do langor ou da desordem em que os órgãos genitais se encontram. Sem mencionar certas inflamações lentas, às quais estão sujeitos e que podem desnaturar por completo as funções do sistema nervoso como um todo. Limito-me a mencionar as doenças espasmódicas singulares, observadas principalmente nas mulheres, embora não sejam estranhas aos homens, cuja fonte se encontra no sistema seminal e que são acompanhadas de fenômenos bizarros que foram atribuídos, em tempos de ignorância, à operação de um ser sobrenatural. As catalepsias, os êxtases e os acessos de exaltação, caraterizados por ideias e por uma eloquência acima da condição do indivíduo afetado, devem-se na maioria das vezes aos espasmos dos órgãos genitais.

Sem dúvida, essas doenças, que parecem atingir mais o estado da alma que o das partes orgânicas, são, exceto pela loucura e pelo delírio propriamente ditos, as que nos mostram mais claramente as relações entre o físico e o moral.

É uma evidência tão irrecusável, que, descartadas as causas imaginárias introduzidas pela superstição, foi preciso buscar por causas mais reais, nas circunstâncias físicas próprias a cada caso em particular. É preciso convir, no entanto, que, ao se permitir, nesse ponto como em tantos outros, que a teoria caminhasse à frente dos fatos, não foram feitos grandes avanços no conhecimento dos verdadeiros procedimentos da natureza. Os fios secretos que ligam as perturbações das partes orgânicas às da sensibilidade nem sempre foram devidamente identificados, mas a íntima correspondência entre dois gêneros de fenômeno se tornou cada vez mais sensível, e foi possível mesmo determinar, amiúde, com exatidão considerável, aqueles que se correspondem uns aos outros, em cada um dos quadros.

Seria interessante considerar em detalhe a sequência de observações que provam a regularidade dessa correspondência de maneira incontestável e com fatos irrecusáveis. Veríamos, então, a maneira de sentir ou receber impressões e de combiná-las, o caráter das ideias que daí resultam, os pendores, as paixões, as vontades, mudando num mesmo tempo e em estreita relação com as disposições orgânicas – como o deslocamento dos ponteiros de um relógio é perturbado tão logo se alterem o estado ou a operação das engrenagens. Veríamos, então, as maiores desordens das admiráveis faculdades que situam o homem à frente das espécies vivas; e veríamos que o império tão extenso que ele tem sobre a natureza, garantido por elas, depende, muitas vezes, de circunstâncias físicas aparentemente insignificantes, e que o raio divino é aviltado pela atrabile e pela pituitária, ou por irritações locais bem circunscritas. Neste ponto, quanto mais conclusivos os fatos, menos precisamos nos deter sobre eles. Observarei, apenas, que as doenças extáticas e suas análogas dependem sempre da concentração de sensibilidade em algum dos centros principais, em particular, como vimos, no centro inferior. Ora, o efeito primeiro dessa concentração é o de diminuir, em proporção inversa ao aumento de energia e de influência desse centro, a energia e a influência dos outros órgãos, perturbando assim suas operações e a relação recíproca entre eles. Esse efeito pode chegar a ponto de suspender suas funções e o exercício de sua sensibilidade, concentrando, nesse caso, a vida quase inteiramente no interior do próprio sistema nervoso, que, então, parece não sentir nada para além de seu próprio seio, atuando unicamente a partir das impressões daí advindas.

No que diz respeito às afecções nervosas cuja causa reside nas vísceras hipocondríacas, remeto o leitor a duas memórias, uma dedicada às idades, a outra aos temperamentos. É suficiente, aqui, recapitular os principais resultados dessas afecções.

1º) Elas conferem às ideias, aos pendores e às determinações um caráter mais fixo e mais obstinado;

2º) Elas engendram ou desenvolvem todas as paixões tristes e temerárias;

3º) Em virtude das duas primeiras circunstâncias, elas predispõem à atenção e à meditação, dão aos sentidos e ao órgão do pensamento o hábito de esgotar, por assim dizer, os objetos a cujo exame se dedicam;

4º) Expõem às claras todos os erros da imaginação, mas podem, em compensação, enriquecer o gênio com muitas qualidades preciosas, não raro dando ao talento uma elevação, uma força e um brilhos consideráveis. Por isso, pode-se estabelecer como máxima geral que uma imaginação brilhante e viva pressupõe ou concentrações nervosas existentes ou ao menos uma predisposição muito próxima à sua formação. Tal imaginação deve, por isso, ser considerada em si mesma como uma espécie de doença.

5º) Por fim, acrescento que essas afecções, quando levadas a seu termo último, ora se transformam em demência e furor (estado que resulta diretamente da excessiva concentração de impressões dissonantes), ora abalam e entorpecem o sistema nervoso, devido à intensidade, à persistência e à inconveniência dessas impressões, do que se seguem tanto a força da resolução quanto a imbecilidade.

É fácil ver, pelo precedente, que os estados nervosos caracterizados pelo excesso de sensibilidade se confundem com os que dependem da perturbação ou da irregularidade das funções do sistema. Na verdade, uma sensibilidade geral excessiva raramente deixa de atuar sobre um dos centros principais, e o próprio cérebro, considerado como órgão pensante, pode se tornar, em muitos casos, o termo último dessa concentração, ou então, como parece mais comum, períodos de extrema excitação geral são sucedidos por intervalos de apatia e langor, circunstância esta que, por si mesma ou em concerto com a primeira, quase sempre acompanha a desordem das funções nervosas.

A vida animal

As circunstâncias que determinam a organização da matéria são, para nós, extremamente obscuras, e provavelmente nunca chegamos a investigá-las a fundo. Mesmo quando fomos capazes de jogar luz em alguns pontos, condicionando uma parte dos fenômenos próprios aos corpos organizados a outros fenômenos mais gerais já conhecidos, encontramo-nos sempre na mesma situação embaraçosa, no que diz respeito ao fato principal, que não pode ser conhecido, uma vez que não temos e nem podemos ter nenhuma ideia exata das forças ativas primordiais da natureza. Contudo, essa consideração não deve nos impedir de multiplicar as observações e os experimentos: esforcemo-nos, pelo contrário, em esclarecer, nos mistérios da organização, todos os pontos que podem ser próprios ao domínio de ambos. Pois, uma ciência possui fundamentos inabaláveis quando todas as deduções podem ser relacionadas a princípios simples, fixos e claros: ela é completa quando as pesquisas e a análise determinaram, invariavelmente, segundo esses mesmos princípios, tudo o que pode ser submetido aos nossos meios de conhecer. E podemos ter absoluta certeza de que o homem nunca teve uma necessidade verdadeira de ultrapassar os limites prescritos às suas faculdades; o que ele não pode conhecer é-lhe inútil. A vã curiosidade pode até levar seus anseios além do domínio delimitado à sua natureza, mas ele só se interessa em conhecer a sério o que os sentidos e a razão podem apreender.

Não menos certo, o gênio observador e a arte experimental já resolveram muitas questões importantes provindas de algumas dificuldades apresentadas pelas investigações relativas a essas operações secretas em que a natureza transforma os corpos uns nos outros; ambos, o gênio e a arte, iluminaram as obscuridades que poderíamos conceber como impenetráveis. Por que os princípios elementares que formam os corpos organizados não poderiam um dia ser conhecidos com a mesma exatidão que conhecemos, por exemplo, os princípios que compõem o ar atmosférico e a água? Por que as condições necessárias para que a vida se manifeste nos animais não poderiam ser conhecidas e determinadas tão bem quanto as condições de onde resultam o relâmpago, o granizo, a neve etc.; ou como as condições, talvez mais distantes da simples observação, que forçam diferentes substâncias a formar rápidas combinações químicas, fazendo-as contrair, sob essas formas novas, uma profusão de propriedades que tais substâncias não possuem em seu estado de isolamento?

Devo confessar que, atualmente, mal chegamos a esclarecer esse importante objeto. Mas acredito que as considerações seguintes provarão que muitos dados do problema pertencem a uma ordem de fenômenos dos quais já afastamos as causas da obscuridade que os envolvia, e os outros provavelmente estão submetidos, ao que parece, aos mesmos métodos de investigação.

Para começar, podemos decididamente considerar quimérica a distinção proposta por Buffon[24] entre matéria morta e matéria viva, ou entre corpúsculos inorgânicos e corpúsculos organizados. Os vegetais só podem viver e crescer com o auxílio do ar e da água, que, em estado

---

24 Buffon, *História natural dos animais*, cap.2, in: *História natural*. Trad. Isabel Fragelli et al. São Paulo: Editora Unesp, 2020.

natural, contêm apenas oxigênio, hidrogênio e azoto. Decompondo o gás ácido carbônico que, em certas circunstâncias, flutua na superfície da Terra, levado pelo movimento do ar, os vegetais se apropriam do carbono e deixam livre o oxigênio, como mostram experimentos diretos. Tudo indica, além disso, que os vegetais são capazes de decompor o gás hidrogênio sulfurado, embora sua presença, sobretudo em abundância, seja provavelmente mais danosa do que útil às muitas espécies de plantas. Os vegetais decompõem, pois, o hidrogênio carbonado, cujos efeitos desastrosos sobre a economia animal parecem ser mitigados pela vegetação, em lugares onde grandes e belas árvores circundam os pântanos que o exalam. Por fim, os vegetais absorvem a luz ou, ao menos, retiram-lhe um elemento que deve entrar em sua combinação, e cuja ausência produz sempre diretamente uma debilitação sensível de sua vida particular e de suas propriedades.

Tais princípios constitutivos que encontramos, de algum modo, nas diversas partes dos vegetais, são suficientes para lhes propiciar um desenvolvimento completo e produzir, em suas diversas partes, as novas substâncias que não somente fornecem um alimento imediato aos animais, mas tendem, elas próprias, a se animalizar. A experiência nos ensina que não se trata de uma substância vegetal conhecida, que, situada em circunstâncias adequadas, não gera microrganismos particulares, nos quais a simples humidade é suficiente para transformá-la, quase sempre, instantaneamente. Aqui, vemos com evidência a natureza que denominamos de *morta*, ligada, por uma cadeia ininterrupta, à natureza viva. Observamos os elementos inorgânicos se combinando para produzir diferentes corpos organizados, e a vida e o sentimento, com os seus principais atributos, surgirem das substâncias vegetais. Dessa forma, a menos que não se suponha que a vida é disseminada por toda parte e somente dissimulada pelas circunstâncias exteriores do corpo ou de seus elementos (o que seria igualmente contrário à hipótese aventada), deve-se confessar que, por meio de certas condições, a matéria inanimada é capaz de se organizar, viver e sentir.[25]

Quais são essas condições? Sem dúvida, nós as conhecemos muito mal. São elas, de fato, de natureza a permanecer sempre desconhecida? É difícil pensar assim, quando se vê que a arte pode não somente reproduzir os vegetais com a ajuda de muitas de suas partes que, na ordem natural, não são destinadas a essa função, como também reconhecer as circunstâncias capazes de amparar ou prejudicar o seu sucesso. A arte pode desnaturar as espécies, fazer com

---

25 Cabanis acompanha Lamarck nas *Considerações sobre os corpos organizados* (1802). Será, por seu turno, citado e contestado por este, na terceira parte da *Filosofia zoológica*. Trad. Janaina Namba et al. São Paulo: Editora Unesp, 2020.

que novas floresçam e criar raças particulares de animais, ou seja, através de determinadas alterações que ela própria faz certos corpos sofrerem, para então desenvolverem novos princípios de vitalidade, além de gerar, como que a bel-prazer, seres que absolutamente não possuem análogo comum na natureza.[26]

No entanto, o que a arte produz por certos procedimentos, a natureza produz com mais frequência por seus desvios. Sobre árvores doentes se formam novas vegetações que em hipótese alguma surgiriam caso estivessem em estado de perfeita saúde; diferentes espécies de pequenos insetos se desenvolvem nas árvores que utilizam como morada. Encontramos nos quadrúpedes e nos pássaros, em diferentes partes de seus corpos, populações inteiras de microrganismos

---

26 Por exemplo, os vermes do vinagre, os vermes que roem os papéis e as encadernações dos livros etc., todas espécies que se formam exclusivamente nessas substâncias, elas próprias produzidas apenas pelas combinações das artes.

bastante diversificados, que temos razões para considerar como degenerações da substância do próprio indivíduo. Cada classe de seres vivos e cada gênero de alteração do qual dependem as suas funções vitais dão origem a raças desconhecidas que parecem jamais ter existido. Muitas partes do corpo do homem apresentam diariamente essas gerações fortuitas, decorrentes diretamente da fraqueza das funções ou indiretamente da mistura irregular dos humores.[27] Vermes se formam com frequência nos intestinos das crianças, já que seus órgãos ainda débeis normalmente são incapazes de completar as digestões e o seu canal alimentar é revestido de matérias mucosas sobre as quais a influência da vida impõe um princípio de animalização. O mesmo acontece com os adultos que digerem mal por terem o estômago fraco.

---

27 Os fluidos nervosos. (N. T.)

Podemos acompanhar, como que a olho nu, os diversos graus dessa organização, já que vemos com frequência, sobretudo após o uso de purgantes severos, farrapos expelidos desses vermes, fragmentos rastejantes, porções mais ou menos consideráveis de muco cujas partes organizadas desaparecem e se fundem em um processo de decomposição imperceptível. Em uma doença que exerça sua principal influência sobre os rins e a bexiga, a urina transporta pequenos insetos pretos e com antenas, visíveis a olho nu, que são o produto acidental da doença, já que desaparecem tão logo os remédios certos, os balsâmicos e os tônicos, são utilizados em um tratamento regular. Pertence ao mesmo gênero a doença peduncular que se observa com frequência em idosos, e mesmo em alguns homens de idade não tão avançada, quando os humores e o tecido celular se decompõem. Todos esses insetos são o produto de certas circunstâncias próprias ao corpo humano; já que eles têm (ao menos na maior parte das vezes) características exclusivas que não são encontradas em espécies formadas alhures. Os que encontramos no intestino de diferentes peixes, como os *fascia lata*, existem às vezes já quase completamente formados no corpo da criança antes que ela saia do útero. De resto, eu não decidiria com total certeza se essas gerações ocorreram espontaneamente ou por meio dos germes. Observe-se apenas que aqueles que acham que sem germe não há geração devem, ao mesmo tempo, aceitar que a geração de todas as espécies possíveis é disseminada por toda parte na natureza de acordo com as circunstâncias próprias para desenvolvê-las: o que é, no fundo, outra maneira de dizer que todas as partes da matéria são suscetíveis a todos os modos de organização.

Por que, então, julgaríamos necessário admitir a existência de supostos corpúsculos que não podemos nem apreender nem tornar sensíveis? Por que veríamos como a explicação do fenômeno mais importante da natureza uma palavra tão vaga como *germe*, que os últimos experimentos sobre a vegetação ou sobre a geração propriamente dita, dos animais, tornam ainda mais vaga? Com efeito, segundo o resultado desses experimentos, parece muito menos difícil reconhecer a natureza das substâncias em que os embriões são formados. É mesmo provável que as circunstâncias que presidem ao seu primeiro desenvolvimento na ordem mais natural nem sempre sejam indispensáveis para fazê-los surgir, e os físicos parecem estar cada vez mais próximos de determinar ao menos em parte as mudanças que ocorrem na matéria quando ela passa do estado inorgânico à organização vegetal e da vida incompleta de uma árvore ou de uma planta à vida dos animais mais perfeitos.[28] Não nos surpreendamos se

---

28 É preciso observar que as matérias vegetais parecem produzir imediatamente animálculos desprovidos de nervos e

as experiências provarem que apenas algumas partes da matéria são o suficiente para produzir seres vivos dotados de certas propriedades particulares, assim como é suficiente que um ácido e uma base alcalina ou terrosa sejam misturados, num estado favorável à sua combinação, para que daí resulte um novo produto químico cuja cristalização segue leis constantes e cujas qualidades não têm mais nenhuma relação com as de seus elementos.

Os antigos diziam que, se a vida é a mãe da morte, a morte, por seu turno, cria e eterniza a vida, ou seja, descartando as metáforas, que a matéria está incessantemente em movimento e sofre mudanças contínuas. Não há morte para a natureza: sua juventude é eterna, como sua

---

cérebro; e que é nas substâncias animais que observamos se formarem corpos vivos, dotados de um aparelho de órgãos particulares, cujas finas pesquisas de anatomia moderna reconheceram um verdadeiro sistema nervoso e cerebral.

atividade e sua fecundidade. A morte é uma ideia relativa aos seres perecíveis, a essas formas fugidias sobre as quais brilha sucessivamente o raio da vida; e são tais transformações ininterruptas que constituem a ordem e o curso do universo.[29]

Na passagem da morte à vida, como na da vida à morte, não é totalmente impossível seguir as operações da natureza ou as mudanças ocorridas na matéria. Sobre a ardósia e a telha de nossos tetos, observamos a ação do ar e a da chuva causarem uma eclosão de mofos, musgos, líquens, e vemos como, de sua substância, logo nascem animálculos particulares. As lavas, essas substâncias minerais tão diversas, expelidas do centro da Terra em convulsão, todas mais ou menos incompletamente reduzidas ao estado

---

29 Paráfrase de Diderot no verbete "Nascer", da *Enciclopédia*. Ver *Enciclopédia*, v.3. Org. Pedro Paulo Pimenta e Maria das Graças de Souza. São Paulo: Editora Unesp, 2015.

vítreo pela potência dos fogos subterrâneos, decompõem-se no ar com o tempo; sua superfície se degrada, ela se torna frágil e recobre as vegetações. Mas já em seu cerne se formam e vivem uma infinidade de espécies imperceptíveis, cujos resíduos, somados àqueles das primeiras vegetações, aumentam a cada dia as camadas de húmus. As gerações e as raças se sucedem, e seus restos são acumulados e decompostos pela ação do ar atmosférico e da água, preparando o momento em que a rica folhagem das plantas e das árvores atrairá as espécies mais desenvolvidas, que nos parecem ser mais dignas de recobrir e dar vida ao cerne da Terra. É assim que a maior parte das ilhas do grande Oceano, dito Mar do Sul, repousa sobre pedras e rochas que são obra de espécies imperceptíveis de insetos marinhos. Também dessa forma, saídas gradativamente da profundidade dos mares, onde esses trabalhadores incansáveis transformam incessantemente em vegetal massas tão potentes, elas vêm à superfície, expostas à secura e à umidade, à ação dos gases elementares que compõem o ar e a água, à influência dos meteoros, do sol e das diversas estações; e, por alterações graduais, análogas àquelas das lavas, observamos como elas recobrem todas as raças vegetais e animais que a natureza dos materiais primitivos dessa nova terra é capaz de gerar.

Poderíamos nos indagar se o homem e os grande animais, que se reproduzem por via da geração, poderiam, na origem, ter sido formados da mesma maneira que as plantas pouco organizadas, a partir de grosseiros esboços de animálculos. É o que não sabemos e jamais poderemos saber. O gênero humano não encontrou nenhuma informação exata sobre a época primitiva de sua existência: as noções precisas relativas às circunstâncias de sua formação nada mais são do que as memórias que cada indivíduo tem de seu próprio nascimento, tendo sido necessário evocar a segurança de uma luz sobrenatural para persuadir os homens sobre o que deveriam crer a respeito.

É certo que os indivíduos da raça humana, outros animais mais perfeitos e mesmo os vegetais de ordem superior se formam sob nossos olhos por meios que não possuem relação com a organização direta da matéria inerte. Todavia, disso não resulta que eles não possam ser produzidos por outras vias e que não pudessem ter sido originariamente gerados de uma maneira análoga àquela que, ainda agora, gera todas as novas espécies de animálculos desconhecidos. Pois, uma vez dotada da potência vital, tais animálculos, ao menos muitos dentre eles, se reproduzem também por via da geração. Desde então, a perpetuação de suas respectivas espécies se encontra sujeita a um dos dois modos próprios às raças mais perfeitas, e a um terceiro, que se compõe, de algum modo, dos dois. Se, portanto, quisermos empregar em relação a eles o mesmo raciocínio, já que os vemos nascer uns dos outros, eles não teriam podido, na origem, eclodir através de nenhuma matéria inanimada: ora, tal conclusão, desmentida pelos fatos, seria inteiramente falsa. E, talvez, as ideias mais corretas que pensamos a esse respeito tenham sido apresentadas aos autores do Gênesis, que a antiga Ásia nos transmitiu, quando a Terra era considerada a mãe comum a todas as naturezas animadas que nela se movem e vivem.

Por fim, não há nenhuma prova de que as espécies atuais seriam tais como eram no momento de sua formação primitiva. Muitos fatos atestam, ao contrário, que um grande número das espécies mais perfeitas, isto é, as que são mais semelhantes ao homem em sua organização, carregam as marcas do clima sob o qual vivem, dos alimentos que ingerem, dos hábitos em que a dominação do homem, ou as suas relações com os outros viventes, as sujeitam. Os fatos atestam também que elas podem experimentar certas mudanças fortuitas, cuja causa não poderíamos determinar com total exatidão; e que todas essas características acidentais que lhe são produzidas, tanto pelo acaso das circunstâncias quanto pela arte e pelas tentativas experimentais do homem, são suscetíveis de fixar-se nas raças, e de se perpetuar até as últimas gerações. Os dejetos dos animais que a Terra guarda em suas entranhas e cujos análogos vivos não existem mais nos fazem pensar que muitas espécies são extintas ou pelo efeito das alterações, de que o globo oferece inúmeros traços, ou devido às imperfeições relativas de uma organização, que garantiriam de modo tênue a sua duração, ou ainda em decorrência de uma lenta apropriação pela raça humana, pois todas as outras raças terão, com o tempo, de ceder a esta última todos os espaços, e sua presença terminará por banir quase por completo todas as espécies que sejam consideradas danosas a seus interesses.

Essa bela descoberta, resultante particularmente das investigações de nosso douto colega Cuvier,[30] poderia nos levar a suspeitar que muitas dentre as raças atualmente existentes teriam sido, quando de sua aparição, muito diferentes do que são hoje. O homem, como os outros animais, ao longo de muitos séculos pode ter sofrido inúmeras transformações, talvez até mesmo modificações importantes, registradas

---

30 Cabanis alude à comunicação de Cuvier sobre os ossos fósseis de elefantes, pronunciada no Instituto em 21 de janeiro de 1796, na qual estabelece, malgrado a escassez de materiais, que as ossadas de elefante fóssil que examina, oriundas da Sibéria, pertenciam a uma espécie distinta das então conhecidas, à qual deu o nome de "Mamute" (adotando assim o vocábulo siberiano para "homens gigantescos"). Ver Mémoire sur les espèces d'éléphants vivantes et fossiles, em Mémoires de l'Institut national, *Sciences mathématiques et physiques*, Paris, ano VII, t.II, p.1-22. O feito será repetido com ossadas da província do Paraguai (o animal será batizado "Megatério", a preguiça-gigante), e do rio Ohio (o "Mastodonte"). A partir dessas identificações, Cuvier propõe uma teoria da Terra marcada pela convulsão dos elementos da natureza. (N. T.)

sobre a Terra por marcas evidentes. Se quisermos conceder, para a duração total do gênero humano, apenas o intervalo de tempo transcorrido desde a última grande revolução do globo, que não parece remontar à Antiguidade mais longínqua, seria ainda possível notar, para esse curto intervalo, muitas mudanças essenciais ocorridas na organização primitiva do homem, mudanças cujas marcas, tornadas indeléveis nas diferentes raças, caracterizam todas as suas variedades. Mas essa hipótese, que tende a estabelecer a relativa novidade da espécie humana, parece inadmissível, pois não é possível apoiá-la sobre provas válidas, e tem contra ela uma série de dificuldades consideráveis.

Primeiramente, não somente essa vasta convulsão do globo, como também muitas outras, mais antigas, foram registradas pelas tradições na lembrança dos homens: as histórias e antiguidades de quase todas as nações conservam vestígios duradouros delas, fantasias a seu respeito foram acompanhadas pelo horror, e muitas religiões parecem ter tido como objeto principal as circunstâncias desses terríveis eventos. Mas como essas noções poderiam ter sido disseminadas se a existência dos homens em sociedade não se reportasse a épocas muito anteriores? Os relatos sobre essas épocas devem, no entanto, ser rejeitados, como obra de homens ignorantes, estúpidos e grosseiros, saídos das mãos da natureza, que não tinham a mínima ideia de um estado da Terra diferente daquele que se oferecia a seus olhos, e tampouco da catástrofe que teria ocasionado essa mudança, já que, segundo a mesma hipótese, esses processos teriam antecedido ao seu nascimento. Além disso, tão grande é a dificuldade de conceber a primeira formação do homem e dos outros animais que figuram entre os mais perfeitos que a projetamos num período mais próximo de nós, supondo que o estado da Terra seria então similar ao que se apresenta em nossos dias, desconsiderando também, com isso, as eventuais variações de raças que hoje parecem ser inteiramente fixas. Mas não temos de admitir a grande antiguidade dos animais, atestada pelos dejetos fósseis que se encontram no solo, em profundidades consideráveis? Quem poderia negar a possibilidade das variações que o curso das eras e as violentas convulsões da natureza puderam causar, e que são exemplificadas, diante de nossos olhos, de modo impressionante, e isso apesar do estado atual do globo, bem mais estável, e da interação pacífica entre os elementos? Como contestar essas transformações reiteradas, cuja antiguidade, extensão e importância são demonstradas pelo aspecto geológico da Terra? Por fim, não seria o caso de considerar as mudanças mais extensas – e talvez mais importantes – que essas mesmas transformações produziram na superfície da Terra? Ora, se tivermos uma ideia correta da sequência de circunstâncias às quais as raças vivas, que escaparam à destruição, tiveram de se submeter e se conformar, e das quais, provavelmente, nasceram também outras raças, completamente novas, mais adaptadas à nova ordem das coisas; se partirmos, eu digo, desses dados, uns certos, outros prováveis, então não será mais impossível aproximar a primeira produção de grandes animais à dos animálculos microscópicos. Estes seres – produções ulteriores e singulares – pertencem, de certa maneira, tanto à arte quanto à natureza. Com efeito, não seria o caso de considerá-los como destinados aos nossos experimentos e à nossa instrução, já que não podemos extraí-los do nada, a partir da simples alteração das disposições físicas ou químicas dos materiais de que são formados? E, mesmo sem erguer inteiramente o véu da natureza, não poderíamos adquirir ao menos um princípio de clareza, em meio às obscuridades que as superstições e o charlatanismo tentam tornar ainda mais obscuras?[31]

---

31 Todos os fenômenos do universo foram, são e serão sempre a consequência das propriedades da matéria ou das leis que regem todos os seres; é por meio dessas propriedades e dessas leis que a causa primeira se manifesta para nós: Van Helmont as denominava, em seu estilo poético, de *a ordem de Deus*.

[O eu e suas sensações]

Sabemos que, nos animais mais perfeitos, os órgãos a que as diferentes funções principais são confiadas dividem-se e agrupam-se em sistemas distintos, mas esses diferentes sistemas, unidos uns aos outros por numerosas relações e destinados a realizar um fim comum, são subordinados entre si segundo leis particulares, e suas operações são coordenadas ou engendradas por um movimento geral. Consiste nisso, ao que parece, a perfeição da organização vivente.

As partes do feto não se formam todas ao mesmo tempo, sucedem-se em ordem de importância, arranjando-se e se organizando em torno de um centro de gravidade. A cada nova adição ou combinação, as afinidades mudam ou se estendem, e cada combinação ou movimento ulterior se conforma e se encadeia ao precedente.

Acrescentemos que, se nem todos os órgãos são formados ao mesmo tempo, as diferentes épocas em que eles se tornam ativos são ainda mais distantes umas das outras. Para que as funções atribuídas a uma parte sejam executadas, não basta que essa parte exista, mas é necessário que todas, exceto pelas que são exclusivas da infância, e que desaparecem na idade mais avançada, têm de crescer e desenvolver-se para que possam chegar ao termo de sua perfeição relativa. Algumas permanecem entorpecidas numa espécie de sono, o que as impede de crescer em proporção às demais partes do corpo, e só adquirem seu volume natural quando se aproxima a primeira época e suas funções começam a ser desempenhadas, se não mais tarde.

Por fim, não teríamos dificuldade de conceber que as afinidades particulares que determinam a formação e o desenvolvimento primitivo do animal não poderiam deixar de presidir a seus desenvolvimentos posteriores. Entrevemos, de um lado, que seus apetites, e, portanto, suas necessidades e paixões – também elas, de certo ponto de vista, apetites –, e, de outro, suas faculdades, que, por seu turno, são a aptidão a receber certas impressões e a executar certos movimentos, ou, numa palavra, todos os pendores e ações que constituem a sua vida estão constantemente submetidos a essas mesmas afinidades, muitas vezes modificadas segundo os diferentes estados pelos quais passa a combinação sensível, ou seja, o animal.

Essas considerações preliminares lançam uma luz sobre as verdadeiras operações da economia vivente. Detenhamo-nos por um instante nas propriedades do sistema nervoso, para dispersar, na medida do possível, as nuvens que recobrem as funções sensíveis.

As mais cuidadosas pesquisas da anatomia moderna não puderam encontrar nervos e um aparato cerebral em animais imperfeitos como os pólipos e os insetos infusórios. Mas esses animais sentem e vivem, e recebem impressões que determinam neles a ocorrência de uma sequência análoga e regular de movimentos. Os adversários de Haller, com destaque para a ilustre Escola de Montpellier, mostraram que, mesmo nos animais dotados de um sistema nervoso bem definido, muitas partes que não recebem nenhuma ramificação costumam manifestar uma viva sensibilidade, ou, em circunstâncias particulares, podem vir a adquiri-la.[32] E, como essas mesmas partes a que seus experimentos ou observações se referem foram aquelas que Haller e os seus discípulos identificaram como desprovidas de nervos, decla-

---

32 Ver Barthez, *Nouveaux élémens de la science de l'homme*, 1765, cap.4, seção 2. (N. T.)

rando-as completamente insensíveis, teriam de recorrer a sutilezas vãs, para rebater um argumento tão forte e direto.

Não menos certo é que as operações da sensibilidade se encontram, nos animais vertebrados, submetidas ao sistema nervoso, que exerce uma influência extensa e circunstanciada sobre todos os órgãos; que sua execução regular depende da integridade desse sistema; e, por fim, que sua causa só pode ser produzida na medida em que o centro cerebral conserve sua ação característica e a liberdade de suas relações com outros sistemas particulares. Portanto, para conhecer as leis da vida nesses animais, é preciso estudar principalmente as que regem o órgão nervoso, pois é dele que a sensibilidade como que irradia, espalhando-se por todas as partes. Ora, a superioridade da organização dos nervos e do cérebro humanos, o império que o homem adquire com o exercício cotidiano de suas mais nobres faculdades, sem mencionar a abundante produção de ideias e sentimentos, explicam por que sua vida parece depender menos que a de outros animais do estado mecânico e material dos órgãos, e por que se observam nele mais distintamente que em outros as impressões fixas ou variáveis do molde interno a que todas as formas e atos externos se referem.

Muitos filósofos e mesmo fisiologistas só reconhecem uma sensibilidade ali, onde se manifesta nitidamente a consciência das impressões; essa consciência é, a seus olhos, o caractere exclusivo e distintivo da sensibilidade. Mas, é possível afirmar sem hesitação que nada é mais contrário à observação cuidadosa dos fatos fisiológicos, e nada é tão insuficiente para explicar os fenômenos ideológicos.[33]

---

33 Ou seja, os fenômenos relativos ao estudo filosófico da formação e desenvolvimento das ideias a partir da sensação – ao qual Cabanis e Destutt de Tracy deram o nome de "ideologia", ou análise. No quadro geral das ciências, a ideologia seria, na definição de Destutt de Tracy, "um ramo

Sem dúvida, a consciência das impressões pressupõe a existência e a atuação da sensibilidade; mas esta não é menos viva em muitas partes em que o *eu* não percebe, em absoluto, a sua presença, e determina um grande número de funções importantes e regulares sem que o *eu* tenha notícia de sua ação. Os mesmos nervos que levam o sentimento aos órgãos também levam a eles e deles recebem impressões das quais resultam funções que passam despercebidas. As causas que os privam de sua faculdade de sentir paralisam ao mesmo tempo os movimentos que ocorrem sem o concurso e às vezes contra a vontade expressa do indivíduo. A ligadura ou amputação dos nervos pode isolar totalmente um membro do resto do sistema, assim como

---

da zoologia" – pois, em última instância, o pensamento nada mais é que uma função fisiológica da sensibilidade interna do animal humano, ou de seu sistema nervoso, o cérebro em particular. Ver Destutt de Tracy, *Élémens d'idéologie*, v.1. Paris: Vrin, 2012. (N. T.)

a aplicação de estimulantes acima do ponto da separação pode reanimar os músculos a que os nervos levavam a vida. Mesmo quando a morte vem destruir o elo que reunia as partes do sistema animal, elo que, pelo concerto de suas funções, reproduzia incessantemente o princípio de sua união, os restos de potência sensível que subsistem nos nervos podem ser despertados artificialmente durante algum tempo; então, vemos renascer, de maneira simultânea e indistinta, as determinações, involuntárias ou voluntárias, pela irritação dos mesmos nervos que as excitam e as dirigem no indivíduo vivo. Mas os movimentos que esses esforços produzem são anômalos, e não têm nenhum ponto de apoio, seja no sistema como um todo, seja nos respectivos órgãos, e sua causa, por não ser renovada pela operação da economia animal como um todo, logo se extingue, entregando as partes que se tornaram cadavéricas à putrefação, que não deixa de ser uma nova forma de afinidade.

Contanto que reconheçamos todas as circunstâncias das quais resultam as operações da inteligência e a formação das tendências, veremos facilmente que, dentre as funções dos órgãos que se desvelam mais imediatamente ao conhecimento e à direção do *eu*, há muitos cuja influência concorre de maneira imediata e poderosa para suas operações mais importantes. A circulação, a digestão, a filtração da bile, a agitação dos músculos, a absorção nos pequenos vasos, todos esses movimentos, dos quais a consciência e a vontade do indivíduo não participam, e são executados sem que seja informado disso, modificam de maneira sensível e imediata o ser moral por inteiro, o conjunto de suas ideias e afecções. Tivemos provas disso nas memórias precedentes, e uma multidão de outras poderá se apresentar ao espírito de cada leitor. Por mais que o hábito reiterado dê às funções do sistema nervoso e do cérebro uma espécie de independência em relação aos órgãos de funções inferiores, é provável que, no estado mais natural e mais regular, cada um destes contribua, em maior ou menor medida, para aqueles. É um fato que os órgãos que ocupam o primeiro posto e jamais deixam de agir com força sobre o centro cerebral são, precisamente, aqueles cujas determinações parecem ter sido mais cuidadosamente subtraídas ao império do *eu*.[34]

* * *

---

[34] Após ter lido esta seção, um amigo versado em filosofia me disse – Mas você afirma, então, que pode haver *sensibilidade* sem *sensação*, ou seja, sem *impressões percebidas*? – Sem dúvida: trata-se de um ponto fundamental na história da sensibilidade física. – Mas o que chama de *sensibilidade* não é o mesmo que os fisiologistas chamam de *irritabilidade*? – Não. A diferença é a seguinte. A irritabilidade é uma faculdade de contração que parece inerente à fibra muscular e que o músculo conserva mesmo após a morte ou após ter sido separado dos centros nervosos de reação. A fibra, excitada por estimulantes diversos, se contrai e se alonga alternadamente; é tudo. Já nos movimentos orgânicos coordenados existe algo mais, como todos reconhecem. Além dos movi-

Portanto, muitos movimentos da economia animal ocorrem à revelia do *eu*, por meio da influência do órgão sensitivo. Isso nos leva à conclusão de que os nervos podem receber impressões que determinam certos movimentos sem que o ponto do centro cerebral, no qual se formam as ideias e determinações voluntárias, perceba esses movimentos e impressões. Alguns animais não vertebrados sobrevivem à destruição do cérebro. Em todas as espécies,

---

mentos determinados pelas impressões percebidas, outros são determinados por impressões de que o indivíduo não tem consciência e que no mais das vezes escapam à sua observação. Assim como os primeiros, elas desaparecem com a vida, quando o órgão deixa de ter comunicação com os centros sensíveis, ou, numa palavra, desaparecem com a sensibilidade. Dependem dela e renascem com ela. A sensibilidade é, portanto, a condição fundamental sem a qual as impressões das quais os movimentos dependem não produzem efeito algum, sem a qual as próprias impressões não existem, pois as conhecemos por meio da sensibilidade. Portanto, como só chamamos de *sensação* a *impressão percebida*, existe, a bem da verdade, uma *sensibilidade sem sensação*. A mesma questão voltará na próxima seção.

as partes musculares isoladas do centro sensitivo continuam a executar, por um tempo mais longo ou menos longo, movimentos que são sustentados pela influência *póstuma*, por assim dizer, da sensibilidade. Observamos, por fim, que certas organizações disformes são produzidas, desenvolvem-se e vivem uma vida animal sem experimentar a *irradiação*[35] do cérebro ou da medula espinhal, e sem que a operação em conserto dos outros órgãos, que, de resto, ainda não existem, venha renovar as causas da vida.

É preciso, portanto, considerar que o sistema nervoso pode ser dividido em diversas partes inferiores, cada uma das quais com seu próprio centro de gravidade, seu ponto de reação particular, no qual desembocam as impressões e do qual partem as determinações de movimento. Ora, esses centros variam em número depen-

---

35 Sirvo-me aqui de uma palavra consagrada pela Escola de Montpellier.

dendo da natureza da espécie, da organização própria dos indivíduos e de muitas outras circunstâncias que até aqui parecem não ter sido identificadas com suficiente exatidão. Talvez, como imaginou Van Helmont a respeito dos diferentes órgãos, forme-se em cada sistema e em cada centro uma espécie de *eu* parcial, relativo às impressões que se reúnem nesse centro e aos movimentos que o seu sistema determina e dirige. As analogias parecem sugerir que algo semelhante de fato acontece. Mas não temos como formar uma ideia nítida e precisa dessas vontades parciais, pois todas as nossas sensações do *eu* se referem exclusivamente ao centro geral, e os meios que permitem adquirir noções exatas tocantes aos fenômenos que transcorrem em nós se restringem, como de resto em todos os fenômenos do universo, a apreender suas circunstâncias aparentes e acompanhar o encadeamento entre elas.

Mas, não importa o que se pense a respeito dessa maneira de ver as coisas – que, diga-se de passagem, poderia nos levar a considerar todo centro de reação como um *verdadeiro eu* –, certo é que, na organização animal, o *eu*, tal como o concebemos, reside no centro comum; que para esse centro convergem em multidão, vindas de todas as partes do corpo, principalmente das extremidades sensíveis externas, as sensações das quais resultam os juízos; e que dele partem, em direção aos órgãos submetidos à vontade, as reações motoras determinadas por esses mesmos juízos. Mas, não é porque o *eu* só existe no centro comum e por meio das impressões transmitidas a ele que todas as impressões que chegam a essa destinação podem ser percebidas por ele; ao contrário, ele permanece alheio a um bom número delas. Quanto a isso, o centro comum compartilha da mesma sorte que os demais órgãos: algumas de suas afecções e operações são percebidas pelo indivíduo, outras não, e muitos fisiologistas chegam a afirmar que, dos pontos mais íntimos desse centro, emanaria a impulsão que anima as partes mais independentes da consciência e da vontade.[36]

A essas diferentes propriedades que a observação permite identificar no sistema nervoso, deve-se acrescentar esta outra, também fundamental. Todas as partes desse sistema se comunicam por intermédio da medula espinhal e do cérebro, todas agem e reagem umas sobres as outras, e o centro comum, os centros parciais e as extremidades são ligados entre si por relações mútuas e constantes.

Acontece mesmo de se estabelecerem, a cada instante, novas relações, bem como novos centros. Dependem disso as simpatias acidentais, mais ou menos passageiras, por meio das quais

---

[36] Por exemplo, a que põe em funcionamento os órgãos da geração.

órgãos estranhos entre si podem às vezes modificar reciprocamente suas respectivas funções e mesmo sua maneira de sentir. Essas ações e reações, variáveis ao infinito, engendram, à medida que se tornam mais complexas, os mais bizarros fenômenos, que se observam, em particular, nos indivíduos dotados de viva sensibilidade.

Assim, o órgão nervoso, suscetível de sentir em todas as partes de sua substância e por meio de outras ramificações, encontra-se em atividade contínua, que nem mesmo o sono poderia interromper. As impressões e determinações flutuam e se entrecruzam em todas as direções, em seu seio, como os raios da luz no espaço; ora as extremidades governam o centro, ora o centro domina as extremidades. Acrescentemos que a medula espinhal e o cérebro recebem um número considerável de vasos de toda espécie e de expansões do órgão celular. Assim, os movimentos tônicos, que podem se propagar a partir de cada ponto para todos os pontos desse último órgão, são, a exemplo das diferentes alterações que podem ocorrer no curso dos fluidos, uma fecunda fonte de impressões, nas quais as extremidades sensíveis não têm nenhuma participação direta. Parece residir aí, ao que tudo indica, a causa da maioria das relações vagas que associam o cérebro e os nervos ao estado de certos órgãos (nos quais nem mesmo a mais aguda atenção poderia discernir uma sensação) e a das determinações sem motivo e finalidade aparentes, que tantas vezes são observadas nas doenças orgânicas indolentes, em particular as das vísceras abdominais.

Do sono e do delírio

Cullen[37] foi o primeiro a identificar as relações constantes e determinadas entre os sonhos e o delírio, e foi, principalmente, o primeiro a ver que, no início do sono e durante toda a sua duração, os diferentes órgãos dormem em sucessão ou de maneira desigual, e que a excitação parcial dos pontos do cérebro correspondentes a eles, ao perturbar a harmonia das funções de

---

37 William Cullen, *Institutes of Medicine* (ed. francesa: *Institutions de médecine pratique*. Trad. Pinel, Paris: 1785, II, 4, 1. (N. T.)

um órgão, produz imagens irregulares e confusas, sem fundamento na realidade dos objetos. Tal é, sem dúvida, o caráter do delírio enquanto tal. Na ausência, porém, de um exame mais detalhado das sensações, ou da maneira como elas se formam, e da influência das diferentes impressões internas sobre as que vêm de fora, a concepção de Cullen permanece extremamente incompleta. Embora justa quanto ao fundo, ela não se sustenta contra uma série de fatos que provam que muitas vezes o delírio e os sonhos se devem a causas muito diferentes das que lhes são atribuídas. Em suma, essa concepção não passa de um esboço. Nossas pesquisas nos deram condições de ir além, e ouso dizer que podemos não somente expor com mais exatidão o que ela tem de verdadeiro, mas, principalmente, ligá-la a perspectivas mais gerais, as únicas capazes de lhe dar uma base sólida.

Adquirimos o conhecimento das diferentes fontes de nossas ideias e afecções morais, e determinamos as diferentes circunstâncias que concorrem em sua formação. A sensibilidade não é exercida apenas nas extremidades externas do sistema nervoso, as impressões recebidas pelos sentidos propriamente ditos não são as únicas que põem em funcionamento o órgão pensante, e não poderíamos referir exclusivamente à atuação de objetos fora de nós nem a produção dos juízos nem a dos desejos. Como vimos na segunda e na terceira memórias,[38] a sensibilidade também é exercida em concorrência com os órgãos dos sentidos pelas extremidades nervosas internas que recobrem as diferentes partes, e as impressões que elas recebem nos diferentes estados da máquina vivente ligam estreitamente a operação de cada um dos órgãos principais àquelas do centro cerebral. Vimos ainda, nessas duas memórias, que o sis-

---

38 Respectivamente, "História fisiológica das sensações" e "Continuação da história fisiológica das sensações". (N. T.)

tema nervoso, tomado em conjunto, e em particular o centro pensante, é suscetível de agir em virtude de impressões mais internas ainda, cujas causas atuam no seio da polpa medular. E vimos, por fim, que as determinações instintivas e os pendores imediatos que decorrem delas se combinam a percepções que chegam pelos sentidos e modificam-nas e são por elas modificados, ora as dominam, ora são subjugados por elas. Com isso, não precisamos mais recorrer a dois princípios de ação no homem para conceber a formação dos movimentos ativos e explicar esse estado de balanço ou de preponderância alternada que às vezes os confunde com operações do juízo, outras vezes os distingue, e outras os coloca em perfeita oposição a elas. Do nosso ponto de vista, o fenômeno não tem, na verdade, nada de extraordinário, considerando que as diferentes impressões internas fornecem quase todos os materiais das combinações do instinto e exercem, sobre essas operações, uma influência muito mais extensa do que sobre as operações do pensamento.

Essas circunstâncias podem concorrer, e não raro concorrem, para a produção dos juízos e dos desejos refletidos. Portanto, para incluir numa análise completa todas as causas suscetíveis a alterar as operações do juízo e da vontade, é preciso levar em conta cada uma dessas circunstâncias, e por mais que, quanto a isso, seu poder não seja igual, sem dúvida é preciso avaliar com atenção os efeitos de cada uma delas.

Para resumir, direi que as desordens do juízo e da vontade podem se dever, 1º) a desordens das sensações propriamente ditas; 2º) a impressões cuja causa atua no interior do próprio sistema nervoso; 3º) a impressões recebidas pelas extremidades sensíveis; e 4º) a determinações instintivas e a desejos ou apetites que se referem a elas imediatamente.

* * *

Mas, afinal, o que são os sonhos, essa sequência de operações que o cérebro, como órgão pensante, executa durante o sono? Ou, se quisermos, qual gênero de impressões e qual estado da economia animal produzem os sonhos?

Ora, é evidente, a partir do que dissemos, que os sonhos ocorrem num estado de suspensão da ação dos sentidos externos, durante o qual são moderadas as ações da maioria dos órgãos internos e das impressões que eles recebem, mas isso ocorre em diferentes graus, e a sensibilidade e a força de algumas podem até aumentar. Também é evidente que esse estado reúne e concentra no órgão cerebral uma boa parcela da potência nervosa, abandonando-o às suas próprias impressões ou às recebidas pelas extremidades sensíveis internas, sem que as impressões de objetos externos possam contrabalançá-las ou retificá-las.

Associações de ideias formadas durante a vigília também podem ser reproduzidas durante o sono. Isso explica a facilidade e a prontidão com que uma ideia pode evocar muitas outras, e por que uma imagem pode engendrar em seu lastro um grande número de outras que parecem estranhas a ela. As impressões mais fugidias são ligadas a longas cadeias de ideias e extensas séries de quadros. Para que a associação se reproduza sempre, é suficiente que tenha ocorrido uma única vez, ainda mais quando o silêncio dos sentidos externos diminui consideravelmente a probabilidade de novas associações.

Quando uma impressão particular repercute no órgão cerebral durante o sono, não importa se recebida por ele diretamente no seio da polpa nervosa ou se vinda das extremidades sensíveis que vivificam os órgãos internos, costuma produzir, imediatamente, longos sonhos bastante detalhados, em que coisas que pareciam estar obliteradas são retraçadas com uma força e uma vivacidade singulares. A compressão do diafragma, o trabalho de digestão, a ação dos órgãos genitais revivem, com frequência, eventos, pessoas e raciocínios antigos, e imagens de lugares perdidos de vista. Não é verdade que os sonhos se refiram apenas aos objetos de que costumamos nos ocupar durante a vigília. Sem dúvida, as associações entre esses objetos e impressões cujo retorno se torna mais provável com o costume fazem com que elas sejam mais facilmente representadas para o espírito. Mas, é igualmente certo que os sonhos muitas vezes nos transportam para além de nós mesmos e de nossas ideias ou sentimentos habituais.

Isso não é tudo. Às vezes temos em sonhos ideias que nunca tivemos antes. Por exemplo, acreditamos conversar com um homem que nos diz coisas que não sabíamos. Não devemos nos admirar de que, em tempos de ignorância, espíritos crédulos tenham atribuído esses fenômenos singulares a causas sobrenaturais. Eu mesmo conheci um homem muito sábio e muito esclarecido, o ilustre Benjamin Franklin, que acreditava ter recebido, diversas vezes, instruções em sonhos, a respeito de assuntos de que se ocupava à época. Sua cabeça sólida, completamente livre de preconceitos, nem por isso estava ao abrigo deles ou sabia como se proteger contra a superstição, no tocante a essas advertências internas. Não lhe ocorreu pensar que, durante o sono, sua profunda prudência e sua rara sagacidade continuavam a dirigir o seu cérebro, como muitas vezes se observa durante o delírio de um homem de robusta moral, por exemplo. A verdade é que durante o sono o espírito continua as suas pesquisas,[39] e pode então ser conduzido, por uma sequência de raciocínios, a ideias que até então não tinha, e

---

39 O próprio Condillac me disse que, quando trabalhava em seu curso de estudos com muita frequência, era forçado, por causa do sono, a interromper os trabalhos para repousar; e, quando retornava a eles, via que tudo estava resolvido em sua cabeça.

realizar, à revelia de si mesmo, como de resto acontece durante a vigília, cálculos rápidos que lhe desvendam o futuro. Por fim, certas séries de impressões internas, coordenadas com ideias anteriores, podem mobilizar todos os poderes da imaginação, chegando a apresentar, ao indivíduo, uma sequência de eventos cujo relato e cujos detalhes ele acredita estar ouvindo numa conversação comum.

Tais são as relações entre os sonhos e o delírio, entre as causas que determinam o sono e as que produzem a loucura. Acrescento que as bebidas espirituosas e as plantas intoxicantes, que, em diferentes dosagens, produzem um grau de dormência, também podem perturbar, em variados graus, as operações mentais, e mesmo ocasionar o delírio furioso. Alguns acessos de loucura costumam ter início com um estado comatoso ou cataléptico. Por fim, cabe mencionar que o sono em excesso altera, invariavelmente, em maior ou menor medida, as funções do órgão pensante, e pode, a longo prazo, levar à própria loucura. Conforme relata Formey, um médico conhecido de Boerhaave que passara boa parte da vida a dormir perdeu aos poucos a razão e morreu internado num hospital para os loucos.[40]

Nem sempre, porém, a loucura e o delírio dependem dessa causa ou estão ligados a circunstâncias análogas a ela. Ao contrário, são com frequência produzidos diretamente pela sensibilidade extrema dos órgãos dos sentidos e por sua excitação demasiadamente prolongada. Homens dotados de muita imaginação também são aqueles em que a razão mais corre riscos, devido à extrema sensibilidade à impres-

---

[40] Samuel Formey, Essai sur le sommeil, em *Mélanges philosophiques*, 1754, p.147. O texto em questão é uma das referências da *Enciclopédia*, que, em uma série de verbetes, aproxima o sonho não só do delírio e da loucura, mas também, como faz Cabanis nesta seção, do devaneio e da cogitação. Ver o volume 6 da edição brasileira, *Metafísica*. São Paulo: Editora Unesp, 2017. (N. T.)

são dos objetos externos. À luz das observações aqui feitas, isso não é tão contraditório quanto parece. Quando a imaginação combina seus quadros, os sentidos se calam; quando a loucura, produzida pelo excesso de sensações, se declara, o sentimento e o movimento se concentram nas vísceras e no seio do sistema nervoso. O grau dessa concentração pode ser considerado como a medida exata do grau de loucura, ou do êxtase que caracteriza todos os diferentes gêneros de excitação violenta do órgão cerebral, incluindo-se aí o delírio parcial a que se dá o nome de *inspiração*.

Origem dos textos

"Nota sobre o suplício da guilhotina". Paris, 1795; in: *Oeuvres*, v.2, p.492-504.

"Do grau de certeza da medicina: introdução". Paris, 1798; in: *Oeuvres*, v.1, p.38-41.

"História fisiológica das sensações". *Relações entre o físico e o moral no homem*, 2ª memória, seções 2-4, Paris, 1802; in: *Oeuvres*, v.1, p.168-79.

"A secreção do pensamento". *Relações entre o físico e o moral no homem*, 2ª memória, seção 7, Paris, 1802; in: *Oeuvres*, v.1, p.193-6.

"Influência das doenças na formação das ideias". *Relações entre o físico e o moral no homem*, 7ª memória, seções 1-5, Paris, 1802; in: *Oeuvres*, v.1, p.359-72.

"A vida animal". *Relações entre o físico e o moral no homem*, 10ª memória, seção 2, Paris, 1802; in: *Oeuvres*, v.1, p.514-26.

"O eu e suas sensações". *Relações entre o físico e o moral no homem*, 10ª memória, Paris, 1802; in: *Oeuvres*, v.1, p.533-9.

"Do sono e do delírio". *Relações entre o físico e o moral no homem*, 10ª memória, Paris, 1802; in: *Oeuvres*, v.1, p.578-80; 596-8.

SOBRE O LIVRO

Formato: 11,5 x 18 cm
Mancha: 19,7 x 33 paicas
Tipologia: Adobe Jenson Regular 13/17
Papel: Off-white 80 g/m² (miolo)
Cartão supremo 250 g/m² (capa)
1ª *edição Editora Unesp*: 2023

EQUIPE DE REALIZAÇÃO

Edição de textos
Marcelo Porto (Copidesque)
Carmen T. S. Costa (Revisão)

Diagramação
Eduardo Seiji Seki

Assistência editorial
Alberto Bononi
Gabriel Joppert

Coleção Pequenos Frascos

A arte de pagar suas dívidas: E satisfazer seus credores sem desembolsar um tostão
Émile Marco de Saint-Hilaire

A história de Nicolas I, Rei do Paraguai e Imperador dos Mamelucos: Seguido de Últimas notícias vindas do Paraguai
Anônimo

Como escolher amantes e outros escritos
Benjamin Franklin

Diálogo no inferno entre Maquiavel e Montesquieu: Ou a política de Maquiavel no século XIX, por um contemporâneo
Maurice Joly

Em defesa das mulheres: Das calúnias dos homens – com um catálogo das espanholas que mais se destacaram nas ciências e nas armas
Juan Bautista Cubíe

Escritos sobre ciência e religião
Thomas Henry Huxley

Modesta proposta: E outros textos satíricos
Jonathan Swift

O filósofo autodidata
Ibn Tufayl

O teatro à moda
Benedetto Marcello

Pensamentos vegetarianos
Voltaire

Reflexões e máximas
Vauvenargues (Luc de Clapier)

Regras para bem viver
Conde de Chesterfield, Robert Dosley, John Hill

Textos autobiográficos: E outros escritos
Jean-Jacques Rousseau

Impressão e Acabamento

Bartiragráfica

(011) 4393-2911

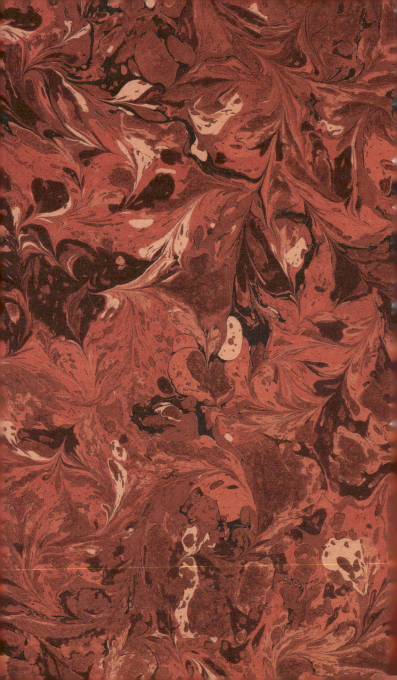